DRAINAGE DE LA CAVITÉ UTÉRINE

PRINCIPAUX TRAVAUX DU MÊME AUTEUR

Amputation du col utérin (hypertrophie intra-vaginale), par la galvano-caustie thermique à l'aide d'un nouvel instrument (figures), 1869. — Chez Ad. Delahaye.

Applications à la thérapeutique des propriétés de l'acide picrique. *Comptes-rendus du Congrès de Bruxelles*, 1875.

État fonctionnel des muscles et des nerfs dans la vie intra-utérine (avec le Dr Goujon). Mémoire récompensé par l'Académie des Sciences.

Mémoire sur les modifications que les courants électriques impriment à la circulation cérébrale démontrées à l'aide d'un nouvel instrument : l'ophthalmo-microscope (Nachet et Cazeaux) (prix Barbier — Faculté de Médecine). *Comptes-rendus de la Société de Médecine de Paris*, 1875.

De l'amputation des tumeurs des grandes lèvres à l'aide du serre-presseur à lames parallèles de Chéron. *Gazette des Hôpitaux*, 1870.

Du traitement de l'atrésie du méat cervical à l'aide de la galvano-caustie thermique. *Revue des Maladies des Femmes*, 1880.

Du traitement des kystes des grandes lèvres à l'aide de la ligature élastique. *Revue des Maladies des Femmes*, 1880.

Des tumeurs fibreuses de l'utérus et de leur traitement par les courants continus (intermittence rythmée). *Gazette des Hôpitaux*, 1879.

De l'ulcération du col de l'utérus. Processus et nature démontrés par l'étude histologique du col utérin, sain ou malade, avant et après la puberté. *Revue des Maladies des Femmes*, mai et juin 1879.

Leçons sur les affections utérines. Cours fait à l'École pratique et publié dans la *Revue des Maladies des Femmes*, 1879-1880-1881.

Contribution à l'étude de l'origine spinale du vaginisme. *Revue des Maladies des Femmes*, juin 1879, janvier et février 1880.

De la valeur thérapeutique des courants continus dans la métrite chronique. *Revue des Maladies des Femmes*, mai, juin, octobre 1880.

Désordres graves des fonctions biliaires causés par la suppression brusque et la rétention des règles (180 calculs évacués par la fistule cutanée). *Gazette des Hôpitaux*, 1880.

Du traitement de l'uréthrite chez la femme par les injections vésicales. *Revue des Maladies des Femmes*, décembre 1880.

Hémorrhagies en rapport avec des fongosités, traitement par le curage de la cavité utérine. *Gazette des Hôpitaux*, 1880.

Galvano-cautère à accumulateurs. Note présentée à l'Académie de médecine. *Revue des Maladies des Femmes*, novembre 1881.

Ectropion de la muqueuse du canal cervical, etc. *Revue des Maladies des Femmes*, février 1886.

Curabilité et traitement de la rétroflexion. *Revue des Maladies des Femmes*, juin 1886.

Trois cas d'amputation du col de l'utérus. *Revue des Maladies des Femmes*, septembre 1886.

Des usages thérapeutiques de la curette en gynécologie. *Revue des Maladies des Femmes*, octobre et novembre 1886.

De la médication intra-utérine. *Revue des Maladies des Femmes*, déc. 1886 et janv. 1887.

Volumineux calcul développé dans un kyste du vagin ouvert dans l'urèthre. Opération. *Revue des Maladies des Femmes*, avril 1887.

Lois des réflexes génitaux. Névralgie lombo-abdominale. *Revue des Maladies des Femmes*, mai 1887.

De l'évolution morbide de la muqueuse du canal cervical (Monographie). *Revue des Maladies des Femmes*, 1887-1888-1889.

Des phlegmasies péri-utérines, salpingo-ovarites, pelvi-péritonites, cellulites pelviennes (Monographie). *Revue des Maladies des Femmes*, 1889-1890.

Etc..., etc.

BIBLIOTHÈQUE GÉNÉRALE DE MÉDECINE

LE
DRAINAGE DE LA CAVITÉ UTÉRINE

PAR LES

VOIES NATURELLES

PAR

Le Docteur Jules CHÉRON

Médecin de Saint-Lazare
Docteur ès-sciences, Officier de la Légion d'honneur
Officier de l'Instruction publique
Rédacteur en chef de la *Revue Médico-Chirurgicale des Maladies des femmes*

AVEC FIGURES DANS LE TEXTE

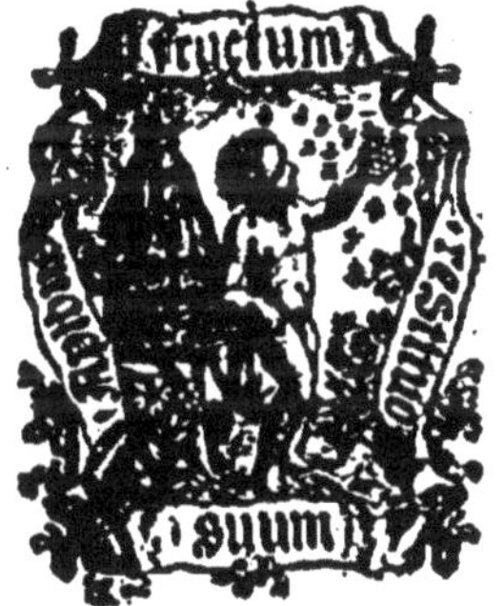

PARIS
SOCIÉTÉ D'ÉDITIONS SCIENTIFIQUES
4, RUE ANTOINE-DUBOIS, 4
PLACE DE L'ÉCOLE DE MÉDECINE

1892

LE
DRAINAGE DE LA CAVITÉ UTÉRINE

PAR LES

VOIES NATURELLES

Introduction

Les connaissances relatives à la gynécologie font d'autant plus de progrès, chaque jour, que cette partie de la pathologie est restée plus longtemps en retard et ne tend à s'éclairer que depuis un petit nombre d'années.

Par l'application des principes de la méthode antiseptique, la grande chirurgie, en étendant son domaine, a appelé l'attention sur les résultats inespérés qu'elle obtient, aujourd'hui, en gynécologie, avec une sécurité remarquable, dans nombre de cas, récemment encore considérés, pour la plupart, comme voués à une issue fatale.

Mais à côté de cette grande chirurgie spéciale, que je viens de mentionner, il existe une chirurgie moins brillante mais non moins nécessaire et une intervention manuelle du ressort de la petite chirurgie, qui, elle aussi, s'enrichit sans cesse de moyens ou de procédés nouveaux, utiles à connaître, utiles à pratiquer.

Le drainage permanent de la cavité utérine, par les voies naturelles, est au nombre de ces derniers procédés.

Il fut mis en œuvre, dans un but tout différent de celui qui nous occupe, pour la première fois, par Greenhalgh, et, quelque temps après, par Cogklan, alors que l'un et l'autre cherchaient le moyen de modifier la surface sécrétante du canal cervical par le contact des parois d'un tube métallique. Ce tube, qui drainait forcément la cavité utérine, était destiné à faciliter, dans les cas de cervicite catarrhale, l'entrée de la liqueur fécondante dans l'utérus.

Marion Sims, dans ses *Notes cliniques sur la chirurgie utérine dans ses rapports avec le traitement de la stérilité* (1), décrit la tige intra-utérine de Greenhalgh qui, dit-il, a l'avantage de rester d'elle-même en place, et de permettre, parce qu'elle est tubulaire, aux sécrétions de s'échapper de la cavité utérine.

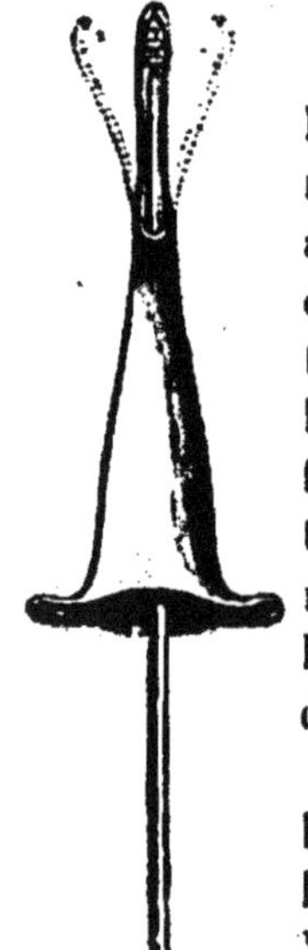

Fig. 1.

Première tige intra-utérine de Greenhalgh. — Cet instrument (fig. 1) a 8 centimètres de longueur environ. On l'introduit, en ayant soin de ramener ses ailes sur la ligne médiane, au moyen d'un stylet. Lorsqu'il a pénétré à la profondeur voulue, on retire le stylet, les ailes s'écartent dans la cavité utérine, l'orifice interne saisit l'instrument à sa bifurcation, tandis que la partie inférieure repose sur le museau de tanche. On ne l'employait qu'après l'incision du col ou après la dilatation.

Coghlan (2) utilisait, dans le même but, un tube de feuilles de plomb avec lequel Marion Sims obtint lui-même de très bons résultats dans le traitement de la stérilité.

Deuxième tige intra-utérine de Greenhalgh. — Plus tard Greenhalgh proposa une autre tige tubulaire (fig. 2) un véritable drain dans le but de combattre l'antéflexion et la stérilité. Cette tige, autrefois en gutta, est aujourd'hui en caoutchouc souple.

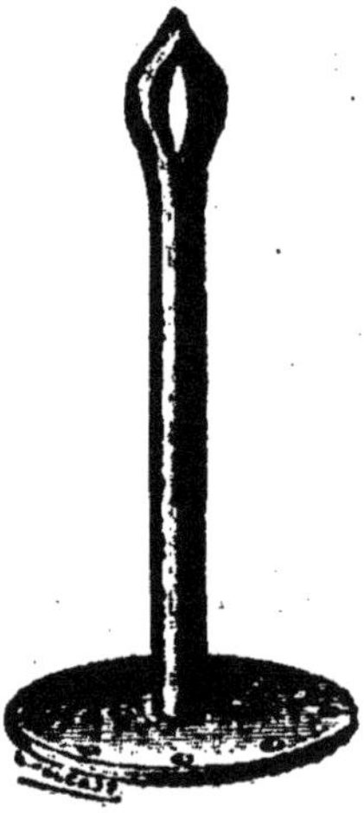

Fig. 2.

(1) Paris, 1866, p. 472.
(2) On dysmenorrhœa and sterility, with woodcuts of new instrument. (*Med. Times and Gazette*, 1861, 1862, 1864.)

Elle est creuse, renflée à son extrémité supérieure, où elle présente quatre ouvertures. Elle est munie, à la base, d'un plateau en caoutchouc souple perforé d'un certain nombre de trous. On introduit la tige dans l'utérus à l'aide de l'hystéromètre. Cet instrument s'engorge très facilement; il n'est pas toujours bien supporté.

La plupart des pessaires intra-utérins qui ont été proposés, dans le but de réduire les flexions utérines, agissent aussi à la manière des drains et déterminent des écoulements séreux ou séro-sanguinolents qui persistent plus ou moins longtemps. Le grand inconvénient qu'ils présentent, c'est d'être faits avec des substances plus ou moins dures qui provoquent rapidement l'intolérance de l'organe. Tels sont les types suivants:

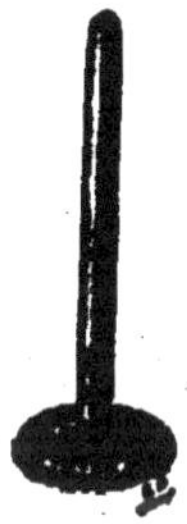

Tige intra-utérine rigide (fig. 3).— C'est le plus ancien modèle de pessaire intra-utérin ; il est constitué par une tige droite et rigide portée par un plateau.

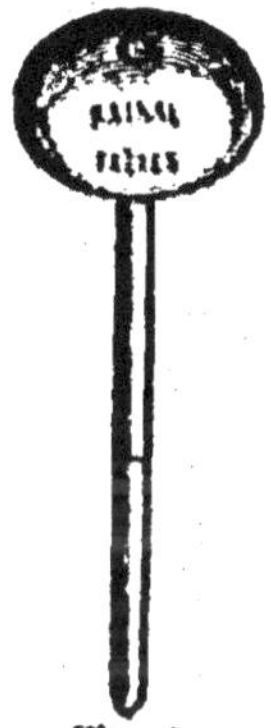

Tige intra-utérine bi-métallique ou galvanique de Simpson (fig. 4).— Cette tige est composée de deux lames métalliques juxtaposées, l'une de zinc et l'autre de cuivre. Simpson espérait, par l'emploi de ce pessaire galvanique, combattre efficacement les arrêts de développement de l'utérus et des ovaires, par une sorte d'électrisation permanente de la cavité utérine.

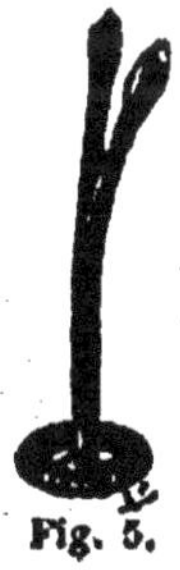

Fig. 3.

Fig. 4.

La tige de Wright (fig. 5) présente cette particularité d'être formée à son extrémité, de deux branches élastiques divergentes qui, au moment de l'introduction, sont maintenues accolées l'une à l'autre par un porte-pessaire spécial, et qui, une fois le porte-pessaire retiré, divergent à nouveau, ce qui empêche le glissement de la tige.

Fig. 5.

Tige élastique intra-utérine de Vulliet (fig. 6). — C'est une tige élastique constituée par un ressort intérieur recouvert d'un cylindre en gutta-percha. Elle est d'un calibre uniforme dans toute sa longueur. Un disque plat, sur lequel s'appuie le pourtour de l'orifice externe, empêche que l'instrument disparaisse dans la cavité utérine. La tige présente un canal central fermé en haut par la chemise de revêtement. Ce canal est destiné à recevoir un mandrin auquel on donne la courbure de l'utérus à redresser. L'instrument une fois placé, on retire le mandrin, le ressort joue et tend, grâce à son élasticité, à devenir rectiligne et à redresser ainsi peu à peu la flexion.

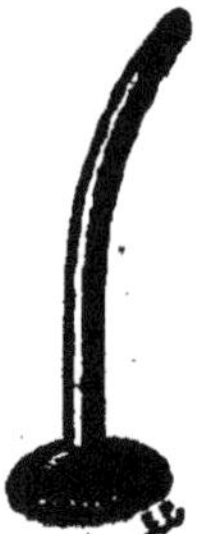

Fig. 6.

La tige de Fehling (fig. 7) est un tube de verre épais, légèrement incurvé, percé d'orifices multiples sur toute sa hauteur, et pourvu d'un pavillon. Avant de l'introduire, l'auteur le remplit d'iodoforme, qui est maintenu avec une boulette d'ouate. Grâce à sa légèreté, l'instrument n'a pas de tendance à tomber ; il est du reste retenu par la muqueuse qui fait saillie dans les petits orifices dont nous avons parlé. On peut, d'après l'auteur, laisser cette tige huit à dix mois en place sans accidents.

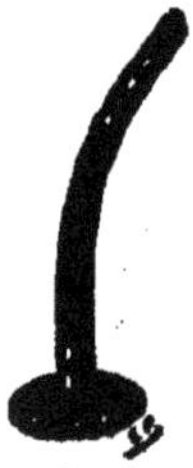

Fig 7.

Ahfeld a proposé récemment, comme tige intra-utérine, un cylindre creux en caoutchouc destiné, comme la tige de Fehling, à faire le drainage de la cavité utérine.

Ce fut en mars 1883 seulement que le Dr Schwarz, assistant de la clinique gynécologique de Halle, fit connaître les résultats de ses tentatives rationnelles de drainage de la cavité utérine. Aussitôt que j'en eus connaissance, je mis cette question en pratique dans mon service de Saint-Lazare et, dans l'espace de six années, après avoir créé un drain nouveau et une instrumentation indispensable, j'appliquai le drainage de l'utérus dans 124 cas, dont voici plus loin le tableau statistique.

En 1885 (1), le Dr G. Wylie a recommandé l'emploi d'un tube à drainage spécial pour maintenir le col ouvert après la dilatation. Ce drain, en caoutchouc durci, est renflé en bulbe à son extrémité utérine, de manière à se maintenir facilement en place ; il est muni d'une rainure latérale pour assurer le drainage de la cavité, tandis que son extrémité inférieure est renflée pour qu'on puisse facilement le saisir avec une pince, quand on veut l'extraire ; enfin, sa courbure s'adapte parfaitement, dit l'auteur, à la courbure utérine. Malheureusement, ce drain ne remplit pas le but, car la muqueuse cervicale ne tarde pas à venir remplir la rainure latérale, et cet instrument, destiné à assurer le drainage, finit par faire l'office d'obturateur.

En 1886, un de mes élèves, M. Reilhac, m'ayant manifesté le désir de faire sa thèse (2) sur l'application de ce mode de traitement dont il m'avait à plusieurs reprises entendu vanter les résultats, je mis, avec plaisir, à sa disposition, mes malades et le manuscrit contenant l'exposé de mes premières recherches.

Divers auteurs ont proposé le drainage de la cavité utérine, surtout après le curettage, au moyen de la gaze iodoformée. En dehors de la puerpéralité, ce procédé est d'une application difficile car, de deux choses l'une, ou la gaze insuffisamment tassée ne tient pas en place, ou bien, lorsqu'elle est fortement tassée, elle forme un tampon dur qui éveille la sensibilité de l'utérus et remplit mal la fonction qui lui est départie.

Voilà tout ce qui a été dit, jusqu'à ce jour, sur la question !

Voici le tableau statistique des cas que j'ai traités par le drainage de la cavité utérine (voies naturelles) :

1. Aménorrhée.. 8 cas.
2. Dysménorrhée... 12 —
3. Congestion chronique (période d'infiltration de la métrite chronique).. 7 —
4. Endométrite fongueuse hémorrhagique avec sub-involution 13 —
5. Endométrite purulente avec sub-involution.............. 16 —
6. Endométrite avec rétroflexion.......................... 6 —

        A reporter........................... 62 cas.

(1) *Soc. obst. de New-York*, séance du 17 févr. 1885.
(2) *Thèse de Paris*, 1886.

Report...................................... 62 cas.

7. Endométrite cervicale (catarrhe cervical).................. 9 —
8. Évolution morbide de la muqueuse du canal cervical (ectropion double).. 6 —
9. Drainage après curettage.................................. 35 —
10. Drainage après opération de sténose...................... 9 —
11. Endométrite exfoliante (dysménorrhée membraneuse).... 3 —

Total....................... 124 cas.

J'ai limité ma statistique à ces 124 cas, ayant pris soin d'éliminer tous ceux que je n'ai pu suivre. Parmi ces derniers, il y a malheureusement deux drainages de dysménorrhée membraneuse (endométrite exfoliatrice). Cette dernière question est d'autant plus digne d'attention que tous ceux qui s'occupent de gynécologie savent combien la guérison de cette maladie est difficile à obtenir, même en employant ce qui donne le meilleur résultat : une série de raclages énergiques et l'injection de teinture d'iode souvent répétée.

Je souhaite que l'étude que je vais faire de cette intéressante question du drainage, entraîne dans la même voie quelques-uns de ceux que leur situation, à la tête d'un service de maladies des femmes, met à même de poursuivre ces recherches qui viendront, j'ose l'espérer, confirmer les résultats obtenus dans mon service de Saint-Lazare.

Le drainage (1) chirurgical, tel que l'a conçu et vulgarisé Chassaignac, est représenté par deux opérations successives, qui ont pour but, la première de favoriser l'écoulement des collections purulentes ou du contenu des kystes à l'aide d'ouvertures disposées à cet effet, la seconde d'assurer la facilité de cet écoulement avec le secours de tubes élastiques, qui, introduits par les ouvertures chirurgicales, maintiennent béants les trajets.

Dans l'exposé de sa méthode, Chassaignac n'oublia pas le

(1) Le mot drainage de l'anglais *to drain* « faire écouler, mettre à sec » exprime une opération d'agriculture dont le but est l'assèchement des terrains humides. Chassaignac a fait passer cette expression dans la science, en désignant ainsi une méthode chirurgicale dont le but est l'assèchement des foyers purulents.

drainage des cavités naturelles, aussi proposa-t-il de traiter la vessie atteinte de catarrhe purulent, lorsque les forces du malade s'épuisent avec rapidité ou lorsque le catarrhe résiste à toute espèce de traitement, comme on traite aujourd'hui les collections purulentes, par une double ponction et le passage d'un drain destiné à favoriser l'écoulement du pus et le lavage de la cavité, sans user de l'orifice naturel qu'il reconnaît insuffisant.

Il y a lieu de s'étonner de voir les chirurgiens américains considérés comme les promoteurs du drainage des cavités naturelles. C'est à Chassaignac que l'idée première en est due. Il n'en fit pas, il est vrai, une large application, comme ces derniers, qui n'ont pas craint, à l'exemple d'Emmet, de traiter le catarrhe vésical purulent au moyen de fistules vésico-vaginales artificielles. Il n'en reste pas moins le promoteur de l'extension de sa méthode au drainage des cavités naturelles.

Depuis lors Holt et Mathieu ont laissé à demeure pendant des semaines, des sondes en argent ou en caoutchouc durci. Fritsch a conseillé de laisser en place dans la vessie des tubes à drainage, et Vélasco, de Nice, remplaça les drains élastiques par une bougie filiforme d'un mètre de longueur, qu'il introduisait par l'urèthre, en la faisant s'enrouler, pour la laisser en place pendant plusieurs jours.

Tous ces essais ont donné de brillants résultats dans le catarrhe purulent de la vessie.

Aucune autre tentative importante de drainage des cavités naturelles ne fut faite jusqu'en 1883, époque à laquelle le D' Schwarz, assistant de la clinique gynécologique de Halle, pratiqua pour la première fois le drainage de la cavité utérine.

Ce fut surtout dans le but de favoriser l'écoulement des matières sécrétées, retenues dans la cavité utérine par boursouflement de la muqueuse ou par flexion à l'union du col et du corps de l'organe, que le D' Schwarz (de Halle) (1) fit ces tentatives.

(1) Schwarz. — Drainage des nicht poerperalem Uterus. *Centralblatt für Gynaekologie*, 13 mars 1883.

Il espérait pouvoir substituer ce moyen nouveau à la dilatation du canal cervical, aux applications topiques directement faites sur la muqueuse utérine et aux irrigations intra-cavitaires, à l'aide des liquides antiseptiques, lorsque ces moyens sont employés dans le but de permettre l'écoulement des produits de sécrétion, accumulés dans la cavité de l'organe, ou d'en tarir la source.

Les premiers essais faits avec des tubes à drainage ne furent pas couronnés de succès ; aussi, abandonna-t-il la question, pour la reprendre plus tard, alors qu'il eut substitué aux tubes en caoutchouc des tubes en fils de verre tressés et ensuite un pinceau mince de fils de verre (1).

L'auteur obtint de bons résultats surtout dans les cas de catarrhe, de dysménorrhée et d'aménorrhée, avec ou sans régression incomplète de l'utérus.

Après la lecture de la communication du D' Schwarz (de Halle), je compris tout le parti que la gynécologie pourrait tirer d'un pareil moyen, et je m'empressai de faire rassembler et réunir à la base, à l'aide d'une substance adhésive, des fils de verre de toutes les provenances. Mais quelle déception !

Ces pinceaux de fils de verre abandonnaient une poussière fine, résultant de fragments minuscules visibles à la loupe, s'infiltrant dans les plis de la peau des mains et du visage de l'opérateur et produisant une irritation excessive de l'utérus et du vagin, avec écoulement leucorrhéique et démangeaisons insupportables à la vulve.

Le drainage de l'utérus, dans ces conditions, me sembla dépasser ce qu'on demande, en premier lieu, à un moyen thérapeutique « *primo non nocere* » et faire acheter trop cher les résultats annoncés.

Théoriquement le drainage de l'utérus devait être accepté ; il s'agissait de le pratiquer d'une manière simple et rapide, et

(1) On trouve, dans le commerce, du verre sous la forme de fils soyeux, flexibles et suffisamment résistants.

de trouver une substance, à l'aide de laquelle on pût faire des drains d'une introduction facile, susceptibles de rester en place, inaptes à léser l'utérus ou les organes voisins, aseptiques et imputrescibles.

Je pensai, d'abord, aux fils d'amiante. Je fis faire des pinceaux, des cordes tressées ; le résultat fut déplorable. Aussitôt après l'introduction qui se faisait avec une très grande difficulté, le pinceau ou la corde étaient rejetés au dehors. J'abandonnai l'amiante, et, après avoir essayé sans succès du caoutchouc, des soies de sanglier, des crins de cheval, du catgut, des poils de blaireau, j'eus l'heureuse idée d'employer le crin de Florence.

Le crin de Florence, que les chirurgiens emploient depuis quelque temps à faire des ligatures, et qu'une dénomination impropre pourrait faire prendre pour un crin quelconque, n'est autre que la glande sétigère du ver à soie, déroulée, lavée et séchée. L'emploi industriel de ce produit est surtout relatif à l'usage qu'en font les pêcheurs à la ligne. Il se présente sous la forme d'un fil cylindrique, raide sur une petite longueur, élastique, brillant, d'un aspect corné et d'un diamètre variant de 35 à 45 centièmes de millimètre. Tel qu'il est livré par le commerce, le crin de Florence n'est pas aseptique. Il n'acquiert cette propriété que lorsqu'il a été lavé à l'éther et lorsqu'il a macéré pendant quelque temps dans une solution antiseptique quelconque. La solution à laquelle nous avons donné la préférence pour cette préparation est la solution aqueuse d'acide picrique à 10 pour 1000. Lorsque le crin de Florence est resté pendant cinq à six jours immergé dans cette solution, il prend une belle couleur jaune d'or, et il devient plus souple ; mais, lorsqu'il en a été retiré et abandonné à l'air, il prend, par la dessiccation, une fermeté supérieure à celle qu'il avait auparavant, propriété très utile pour l'introduction du drain dans la cavité utérine.

CHAPITRE I

Technique.

Drain en érigne. — Des brins de crin de Florence d'une longueur de 8 centimètres sont ligaturés à une de leurs extrémités avec un fil de platine, de 1/20ᵉ de millimètre de diamètre et les deux ligatures, placées à quelques millimètres de distance sont recouvertes, ainsi que le moignon qu'elles enserrent, d'un ciment qui résiste à l'eau et à la température humaine (fig. 8 D).

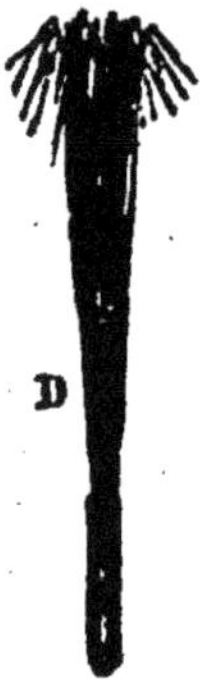

Puis, les brins sont recourbés à leur extrémité libre, sur une longueur de 8 à 10 millimètres formant une sorte d'érigne divergente à griffes multiples qui empêchent, en s'écartant, la chute du drain mis en place.

Mais l'action de ce drain en érigne s'exerçant sur la cavité utérine avec une intensité suffisante pour amener souvent une perte de sang plus ou moins abondante (1), je fis construire une deuxième sorte de drain dont le contact avec la muqueuse utérine devait être beaucoup moins irritant.

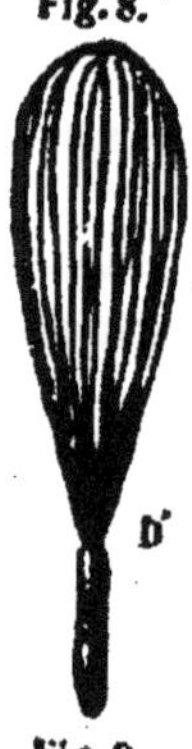

Fig. 8.

Fig. 9.

Drain en anse. — Ce drain (fig. 9 D') se compose comme le précédent, de brins de crins de Florence, mais d'une longueur double et repliés sur eux-mêmes de façon à former une grande boucle oblongue que sa grande tendance à revenir vers la forme elliptique maintient dans la cavité utérine sans violence.

---

(1) Le contact irritant des pointes de l'érigne amène une perte de sang par action topique ; cela explique les succès que Schwarz (de Halle) dit avoir obtenus dans certains cas d'aménorrhée et de dysménorrhée à l'aide de drains en fil de verre dont le contact est extrêmement irritant.

Drain en anse, à plateau. — Enfin, dans ces derniers temps, voulant rendre plus facile l'introduction comme l'extraction des drains en érigne ou en anse, je les ai munis d'un plateau en aluminium d'abord, en caoutchouc durci ensuite et maintenant en celluloïd, ce qui leur donne une plus grande légèreté. Ce plateau, vu de face, a la forme d'un anneau à bords mousses de un centimètre et demi de diamètre extérieur, et il est muni, à son centre, d'un petit cylindre creux *a* (fig. 11) dans lequel est fortement assujetti le sommet du drain en anse ou en érigne.

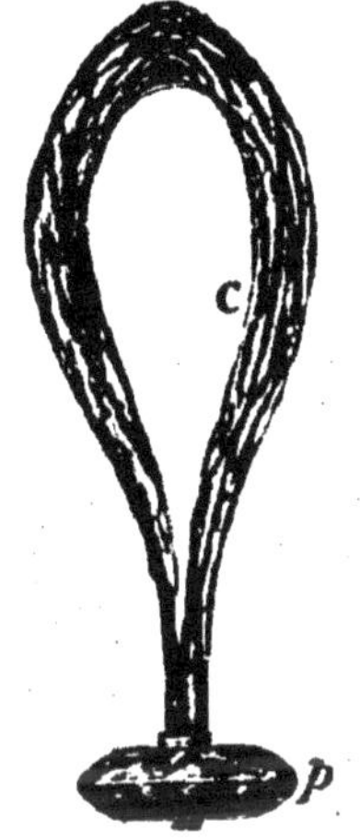

Grâce à ses bords mousses, ce plateau ne peut nullement blesser la muqueuse des lèvres du col, même lorsque celles-ci sont le siège d'un ectropion. Bien plus, dans ce dernier cas, le plateau a l'avantage de soustraire les ectropions aux frottements qu'ils pourraient subir contre les parois du vagin, puisque, étant indissolublement relié au drain qui est dans la cavité utérine, le plateau suit forcément le col dans tous ses déplacements, en avant et en arrière, déterminés par les alternatives de plénitude et de vacuité de la vessie. Ce n'est pas un avantage à dédaigner, étant donné le rôle que jouent les irritations des ectropions anciens dans le développement de l'épithélioma du col, ainsi que Breisky l'a si bien démontré.

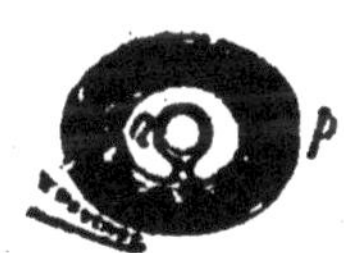

Fig. 10 et 11.
Plateau vu de face et plateau monté. Drain en anse, à plateau, grandeur naturelle.

L'adjonction de ce plateau permet enfin de simplifier le porte-drain ainsi que le manuel opératoire de l'introduction des drains. Mais voyons d'abord comment le problème peut être résolu avec les drains non munis de plateau.

Porte-drain utérin. — Il s'agissait de porter le drain

jusqu'au fond de la cavité utérine, sans dommage pour celle-ci et pour le canal cervical, sans violence et sans difficulté, sans dilatation préalable, si possible.

Après de nombreux essais de pinces fines, de stylets porte-mèches de toute sorte, de demi-cylindres accolés et s'ouvrant ensuite pour laisser échapper leur contenu, j'avais fait comme la plupart de ceux qui cherchent un moyen facile, j'avais commencé par la difficulté. Enfin j'en vins au moyen le plus simple, celui par lequel j'aurais dû commencer, aux porte-drains, tels que les suivants :

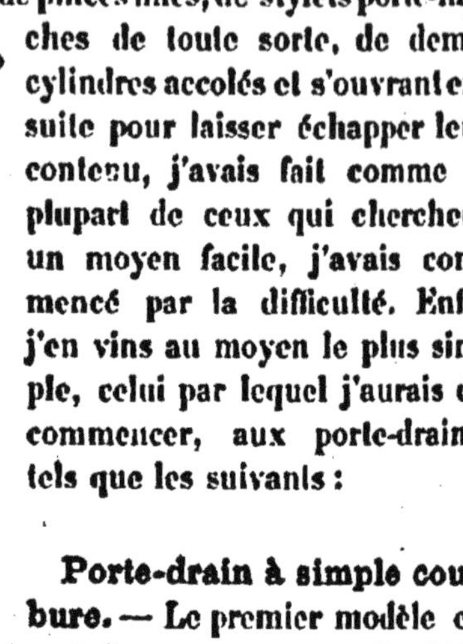

Porte-drain à simple courbure. — Le premier modèle est un tube creux en argent (fig. 12 P) muni à sa base d'un pavillon de même métal, ayant la courbure de la sonde utérine et susceptible d'admettre dans son intérieur les deux mandrins que je décrirai bientôt. Pour l'employer, il faut mettre la malade dans une position qui fasse prendre à l'axe utérin la direction de l'axe du vagin, c'est-à-dire, la placer dans le décubitus dorsal, les membres inférieurs écartés et fléchis sur le bassin.

Porte-drain à double courbure. — Lorsque, pour une raison quelconque, on ne peut donner

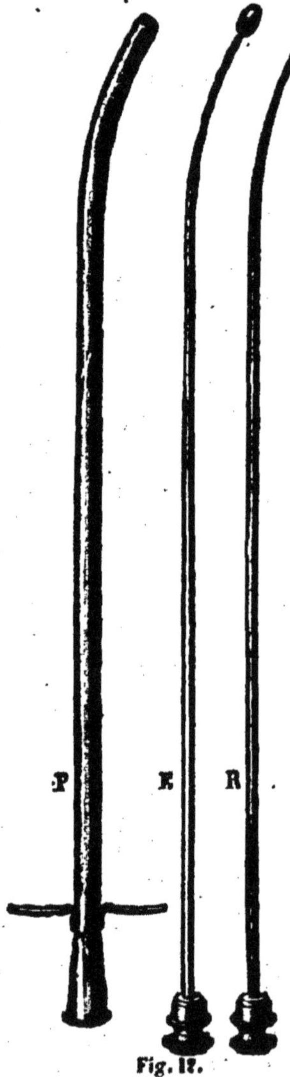

Fig. 12.

cette position à la malade, je me suis servi d'un autre modèle de porte-drain (fig. 13 P') dont le tube porte la courbure utérine et la courbure périnéale ce qui rend facile l'introduction de l'instrument, en laissant la malade dans la position dorsale comme pour l'examen au spéculum.

Ces deux instruments creux admettent, avons-nous dit, deux mandrins dont voici la description.

Le premier (E ou E') est formé d'une tige flexible terminée, à son extrémité inférieure, par un bouton conique qui s'emboîte dans le pavillon et, à son extrémité supérieure, par une olive qui fait embout et facilite l'introduction du porte-drain à la profondeur nécessaire.

Le second (R ou R') qui est aussi formé d'une tige flexible est muni, à son extrémité inférieure, d'un bouton conique semblable au premier et, à son extrémité supérieure, d'un petit cylindre métallique, destiné à faire cheminer le drain le long du tube et à le chasser dans l'utérus.

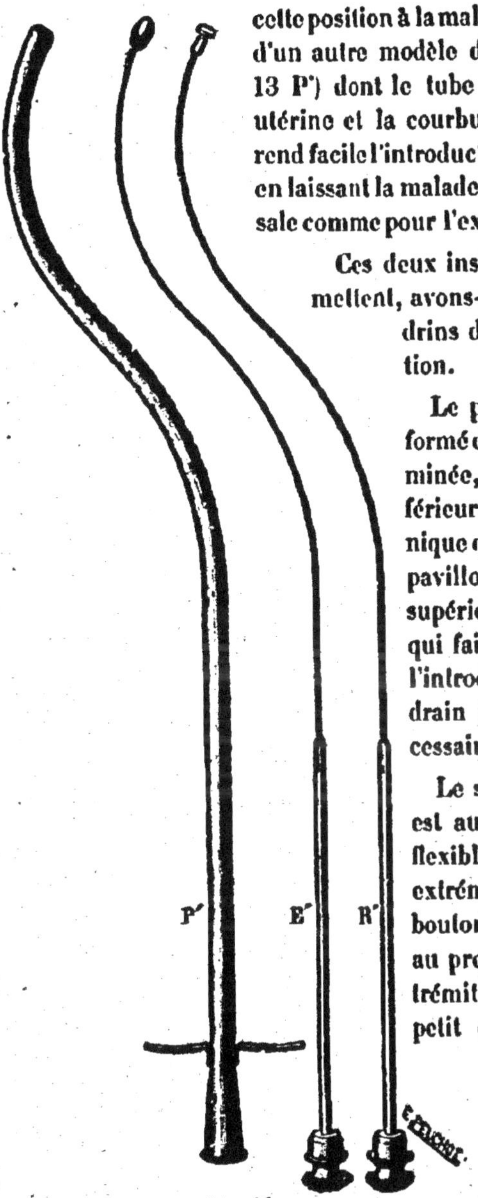

Fig. 13.

2

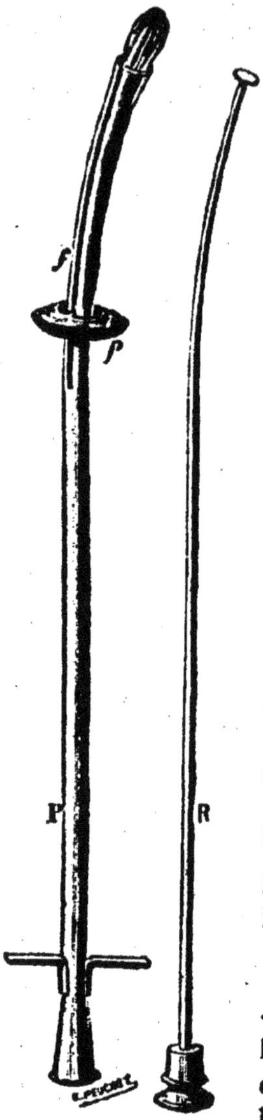

Porte-drain à plateau. — Le porte-drain est notablement simplifié si l'on emploie le drain à plateau décrit plus haut (fig. 10 et 11) ; c'est un tube ayant la simple courbure utérine muni d'une fente longitudinale de 8 à 9 centimètres de longueur sur le côté convexe de cette courbure, (fig. 14 *f*) ; l'autre extrémité donne passage au mandrin (fig. 14 R).

Le tube creux possède un calibre intérieur calculé de façon à laisser facilement passer le drain et, réciproquement, la gouttière creusée dans le plateau du drain est assez large pour que celui-ci puisse glisser sans frottement le long du porte-drain.

Une fois que l'instrument, chargé au préalable d'un drain à plateau aura été introduit dans la cavité cervicale, il suffira de pousser le plateau avec le mandrin jusqu'à lui faire abandonner le tube, en le laissant en place dans la cavité utérine.

Les autres précautions à prendre sont identiques, quel que soit l'appareil employé et peuvent se résumer dans les principes suivants :

Mode d'emploi du porte-drain. — Lorsqu'on veut placer un drain dans la cavité utérine, on doit d'abord pratiquer avec douceur le cathétérisme, à l'aide de l'hystéromètre et laisser en place cet instrument pendant quelques instants. Puis, aussitôt le cathéter retiré, on pousse à sa place le porte-drain

Fig. 14.

Porte-drain à plateau. Le drain est placé dans l'instrument, prêt à être porté dans la cavité utérine.

armé de son mandrin. Lorsque celui-ci est au fond de la cavité cervicale, on maintient en place, d'une main, le tube porte-drain et, de l'autre, on retire le mandrin à bout olivaire. On place ensuite le drain dans le tube et on le pousse doucement jusque dans le fond de la cavité utérine avec l'autre mandrin, en retirant le tube à mesure que le drain s'échappe par l'extrémité supérieure et vient prendre sa place dans la cavité utérine.

Je n'ai pas besoin de dire que si l'introduction du porte-drain semblait difficile par suite de l'étroitesse du canal cervical ou de l'isthme il faudrait, au préalable, lui ouvrir la voie au moyen des dilatateurs métalliques à branches, plutôt que de violenter l'utérus ou de blesser sa muqueuse.

Mode d'emploi du porte-drain à plateau. — Si on se sert du drain à plateau, et c'est celui dont je fais aujourd'hui le plus particulièrement usage, il faut d'abord armer le porte-drain, c'est-à-dire introduire le drain dans la rainure, porter l'instrument au fond de la cavité cervicale et après cela se servir du mandrin pour pousser le drain qui franchit l'isthme et se maintient dès lors sans difficulté, dans la cavité utérine.

Lorsqu'on veut employer le drain, il ne faut pas oublier de le laisser séjourner dans la liqueur de Van Swieten, ainsi que le porte-drain, et de flamber avec soin ce dernier sur la lampe à alcool.

CHAPITRE II

Action physiologique du drainage de l'utérus.

Décoloration du col. — Lorsqu'on introduit une sonde dans un utérus dont le col est très coloré par un état de congestion passive, entretenu ou non par un ectropion cervical, et qu'on agace la muqueuse en agitant la sonde un peu dans tous les sens, on voit le col et l'ectropion pâlir très rapidement, le col diminuer de volume, ce qu'on démontre à l'aide du cervicimètre et enfin la sonde se mouvoir moins librement dans la cavité. Que s'est-il passé? La stimulation de la muqueuse a produit un phénomène réflexe en vertu duquel les vaisseaux se sont contractés, en déterminant une décongestion de l'utérus, d'où résulte une décoloration perçue sur le col. Comme autre conséquence se produisent la diminution de volume de l'organe, la diminution d'ampleur de la cavité et l'exagération des sécrétions.

Diminution de volume, diminution d'ampleur de la cavité. — Dans un cas d'ectropion ulcéré d'un col, violacé et gros, mesurant 0,042 millimètres au cervicimètre, dans le sens transversal avec agrandissement résultant d'une régression incomplète de l'utérus, le cathéter est introduit et mis en contact avec de nombreux points de la muqueuse, en le tournant dans toutes les directions.

Après une demi-minute de cette manœuvre, le cervicimètre ne donne plus que 39 millimètres pour le diamètre transversal du col mesuré aux mêmes points. Le cathétérisme, pratiqué avec l'hystéromètre gradué, démontre la diminution de longueur de la cavité utérine : 86 millimètres au lieu de 90, c'est-à-dire 4 millimètres en moins.

Abaissement de la température intra-utérine. — Deux jours après, un thermomètre ayant le volume et la courbure de la sonde utérine est introduit dans ce même utérus, avec douceur, dans le but de respecter la réaction des parois. La colonne de mercure atteint promptement 38°4 et s'y maintient. Si on remplace le thermomètre par l'hystéromètre avec lequel on touche à plusieurs reprises les parois de la cavité, comme précédemment, le col diminue de volume, sa coloration s'atténue, l'ampleur de sa cavité se restreint et, après cela, si on introduit le thermomètre à la place du cathéter, on constate un abaissement de température de 5 dixièmes de degrés (37°9).

Exagération des sécrétions. — Lorsqu'un instrument, un cathéter, est introduit dans la cavité utérine malade, la sensibilité de l'organe est mise en jeu et se traduit par une douleur assez intense et assez pénible que les malades rapportent à l'utérus lui-même et que la plupart désignent sous la dénomination de coliques. C'est la spontanéité de son apparition, sa forme rémissive et l'analogie qu'elle présente avec les douleurs qui accompagnent les flux intestinaux qui fait désigner ainsi ce genre de douleurs, auquel on a d'ailleurs réservé le nom de coliques utérines. En même temps que s'éveille la douleur, et que les autres phénomènes mentionnés précédemment se présentent, on voit sourdre au méat cervical, une sécrétion muco-purulente, d'autant plus abondante que la cavité utérine est plus agrandie et que la muqueuse est plus atteinte. Si l'hystéromètre est introduit dans un utérus en régression incomplète, alors que la muqueuse n'a pas encore subi une altération notable, la sécrétion qui se produit abondamment, sous cette influence, est formée d'un mucus hyalin tenace et filant qui est fourni par les glandes du col, et d'un autre liquide séro-muqueux qui appartient aux glandes de la cavité utérine.

A quel phénomène physiologique peut-on attribuer ces diverses modifications: décoloration du col, diminution de volume, diminution d'ampleur de la cavité utérine, abaissement de la température, exagération des sécrétions ?

Il est logique d'avancer, étant donné la connaissance de la physiologie des vaso-moteurs et des centres d'innervation vaso-motrice, que l'excitation des parois utérines par le bec de la sonde, transmise à la moelle, se réfléchit sur les nerfs moteurs des vaisseaux et détermine l'astriction de ces derniers qui représentent, avec les lymphatiques, au moins un tiers de la masse de l'organe. Les fibres lisses du parenchyme utérin, probablement en même temps que les parois musculaires des vaisseaux, reçoivent par action réflexe une stimulation de même nature, qui vient concourir à la diminution de volume de l'utérus. Mais, s'il est permis d'affirmer que les vaisseaux subissent une diminution de calibre que la décoloration traduit à l'œil, il n'est pas possible de démontrer que l'excitation de la muqueuse transmet au parenchyme une action réfléchie qui en détermine la contraction. C'est une probabilité et rien de plus. La décongestion d'un organe si riche en vaisseaux suffit pour expliquer la décoloration, la diminution de volume, la diminution de la cavité, l'abaissement de la température.

Il résulte de l'ensemble de ces faits d'expérimentation que toute excitation, portée et maintenue pendant quelques instants sur la muqueuse de la cavité utérine, détermine:

1° Une décoloration du col très facilement appréciable au fond du spéculum.

2° Une diminution de volume du col que le cervicimètre détermine d'une façon numérique.

3° Une diminution d'ampleur de la cavité utérine et par conséquent du corps de l'utérus, jugée par l'hystéromètre, qui vient à se mouvoir beaucoup moins facilement.

4° Un abaissement de température susceptible, dans les cas

morbides (les seuls dont il soit d'ailleurs question dans ce travail), de dépasser un degré.

5° Un éveil de sensibilité de l'organe qui se traduit par des coliques utérines peu intenses.

6° Une exagération immédiate de sécrétion des muqueuses du col et du corps de l'utérus.

L'ensemble de ces phénomènes résulte de la stimulation de la muqueuse utérine (action topique), qui par ses nerfs de la vie organique et par ses nerfs sensitifs, transmet à la moelle une action qui est réfléchie, par les nerfs vaso-moteurs, sur les muscles des parois des vaisseaux et, probablement aussi, sur le tissu musculaire du parenchyme, par les nerfs si bien décrits, depuis peu, par Frankenhaüser.

Quels sont les phénomènes qui se produisent lorsque le corps étranger, « le drain », introduit dans l'utérus, y est abandonné pendant des jours et des semaines ?

Lorsqu'on pousse jusqu'au fond de la cavité utérine, un drain en érigne ou en anse, l'introduction du porte-drain produit les mêmes effets que l'hystéromètre et les phénomènes s'accentuent, lorsque le drain laissé en place vient exciter directement la muqueuse. Il se produit dès lors deux actions bien différentes :

1° L'action topique comporte le drainage d'une part et d'autre part la modification de la muqueuse par contact. Cette action sera d'autant plus marquée que le drain sera plus irritant et nous avons vu qu'avec le drain en érigne, elle peut aller jusqu'à déterminer une hémorrhagie utérine; de là les applications de cette forme de drain au traitement des aménorrhées. Elle est beaucoup plus faible avec le drain en anse. C'est pourquoi je donne la préférence à ce dernier dans la plupart des cas. L'action de drainage proprement dit est du reste la même quel que soit le drain employé.

2° L'action réflexe est non moins importante et c'est sur elle qu'il est le plus nécessaire d'insister.

Tout d'abord le col pâlit et diminue de volume, la cavité utérine se resserre sur le corps étranger et il survient souvent, comme après l'administration de l'ergot de seigle, de l'ergotine ou des substances analogues, de légères coliques utérines.

Ce sont les mêmes phénomènes que nous ont donnés l'introduction de la sonde utérine et l'agacement de la muqueuse avec l'extrémité de celle-ci, phénomènes variant du plus au moins, dans le cas d'introduction du drain, suivant l'ancienneté et l'intensité de l'altération de l'organe malade.

Au bout d'un certain temps, qui peut varier de quelques minutes à quelques heures, le col utérin reprend son aspect antérieur ; quelquefois même l'intensité de la coloration s'exagère en passant au violacé le plus sombre. Les centres d'innervation vaso-motrice et les vaisseaux qui semblaient avoir repris leur autonomie l'ont perdue à nouveau et d'une façon plus complète encore.

Les douleurs utérines sourdes et par instants exacerbantes, s'endorment pendant quelques heures pour s'éveiller encore à de longs intervalles. Ces douleurs ne sont pas assez intenses pour priver les malades de sommeil ; elles sont même nulles ou presque nulles lorsque les précautions que j'indiquerai plus loin sont rigoureusement observées.

J'ai noté parfois une accélération notable du pouls et une légère élévation de la température générale (6 à 8 dixièmes).

Vers le deuxième ou le troisième jour, il survient un écoulement séro-sanguinolent qui, de jour en jour, augmente d'abondance. Il cesse bientôt d'être sanguinolent pour devenir séro-purulent. Puis il diminue peu à peu et arrive à se tarir. Il dure de 3 à 6 semaines avec abondance.

C'est à ce moment que les phénomènes immédiats, produits temporairement par l'introduction du drain, reparaissent de nouveau, c'est-à-dire : la décoloration du col, sa diminution de volume, la diminution d'ampleur de la cavité utérine, l'abaissement de la température intra-utérine.

En même temps, le drain qui est resté enfoncé dans la cavité, dans sa totalité, ne laissant voir au méat cervical que son plateau, commence à sortir du canal cervical, d'une longueur d'autant plus grande que la décoloration du col et sa diminution de volume sont plus prononcées, décoloration et diminution de volume qui sont corrélatives, de phénomènes identiques du côté du corps de l'utérus.

Pendant combien de temps le drain doit-il être maintenu dans la cavité utérine ?

Ce laps de temps est variable. J'ai pu laisser un drain dans l'utérus jusqu'à 22 semaines (cinq mois) sans aucun dommage pour la sensibilité ni pour la santé du sujet et, par contre, avec un excellent résultat pour l'utérus en sub-involution. En moyenne, dans la plupart des affections que nous traitons par ce procédé thérapeutique, nous n'avons guère vu la nécessité de dépasser 8 à 12 semaines. Nos malades vont et viennent sans se préoccuper de la présence du drain, sans en être le moins du monde incommodées, une fois passé les premiers jours.

Un fait qui montre bien jusqu'où peut aller l'accoutumance de certaines personnes, à réactions peu vives, au séjour du drain dans la cavité utérine, est le suivant :

Une malade du service atteinte d'endométrite purulente avec double ectropion est soumise au drainage ; j'employais alors les drains en érigne sans plateau. Au bout de quelques semaines la sécrétion utérine se tarit, le col se décongestionne peu à peu, si bien que les ectropions finissent par disparaître à leur tour. A cette époque, je suis remplacé par M. Fauquez, médecin adjoint de Saint-Lazare. Il examine la malade qui, croyant avoir expulsé le drain depuis longtemps, ne lui donne aucune indication à ce sujet ; il la trouve guérie, il signe son exeat Cette femme quitte le service avec son drain, reste 18 mois dehors travaillant sans relâche, sans être nullement incommodée et sans éprouver le moindre accident. Au bout de ce temps, elle revient dans le service pour une uréthrite contractée depuis peu et c'est alors que l'interne du service voisin découvre le drain, le retire et m'adresse la malade pour que je l'examine. Il n'y avait aucune complication utérine ou péri-utérine malgré les fatigues et les conditions hygiéniques peu satisfaisantes du sujet.

On ne saurait compter sur une tolérance aussi grande chez tout le monde; c'est pourquoi, afin qu'un pareil incident ne puisse se reproduire, je n'emploie plus que le drain à plateau, soit en érigne, soit en anse. Ce drain ne peut jamais passer inaperçu, son extraction est d'une extrême facilité.

CHAPITRE III

Action thérapeutique du drainage

Etant donné la connaissance de l'action physiologique du drainage de la cavité utérine, quelles indications est-il permis d'en déduire ?

1° En première ligne, se place l'action pure et simple de drainage, qui consiste à favoriser l'écoulement des liquides plus ou moins retenus dans la cavité utérine. Certaines formes d'endométrite, et en particulier celle qui accompagne les rétro-déviations de l'utérus, reconnaissent pour première cause prédisposante la stagnation des sécrétions dans lesquelles la muqueuse baigne constamment. On comprend quel rôle important viendra remplir le drainage dans les endométrites avec rétroversion ou rétroflexion dans l'évolution desquelles la macération joue un rôle si important. L'utilité du drainage est encore évidente dans les endométrites catarrhales, purulentes et exfoliatrices ; si la lésion n'est pas trop invétérée, il y a lieu d'espérer que la muqueuse, ne baignant plus dans des sécrétions anormales et subissant une action décongestive continue par le contact permanent du drain, pourra revenir progressivement à un état qui se rapprochera de plus en plus de l'état normal.

Quant aux endométrites franchement hémorrhagiques, ce n'est guère qu'après le curettage qu'on songera à les soumettre au drainage. Après l'emploi de la curette, l'introduction d'un drain dans la cavité utérine est tout à fait indiquée afin d'éviter la rétention des liquides et des débris de muqueuse et leur altération dans la matrice, ce qui représente un milieu de culture très favorable au développement des microbes de l'infection. Nous discuterons, du reste, plus loin, cette indication et nous parlerons, à ce sujet, des moyens récemment proposés en Amérique pour obtenir le drainage dans les affections de l'endomètre.

L'existence de kystes tubaires venant compliquer l'endométrite n'est pas une contre-indication à l'emploi du drainage de la cavité utérine ; bien mieux, si le kyste tubaire est profluent et se vide dans l'utérus, il est de toute utilité d'empêcher les réinoculations de l'endomètre qui pourraient s'effectuer par l'évacuation du contenu des trompes dans la cavité utérine et par leur rétention dans cette cavité.

2° Si on envisage, au contraire, l'action irritative causée par la présence du drain dans la cavité, action irritative susceptible d'éveiller des phénomènes réflexes dans les centres nerveux de l'appareil utéro-ovarien, on comprend le drainage agissant dans les cas de congestion passive et, par cela même, pouvant porter remède à l'aménorrhée et à la dysménorrhée. On comprend aussi son action dans les cas de régression incomplète, avec ou sans rétroflexion, où la stimulation permanente du drain sur les parois de la cavité utérine, sollicite des actions réflexes incessantes, grâce auxquelles, l'innervation et la circulation étant activées, la nutrition se réveille dans l'organe qui tend à revenir à une forme et à des dimensions plus normales.

3° En outre de son action de drainage et de son action irritative, le drain possède également une action de contact, une action topique directe sur la muqueuse, action modificatrice dont il y a lieu de tenir compte. Cette action est susceptible, à la longue, de tasser la muqueuse hypertrophiée, de la comprimer et même, dans une certaine mesure, de détruire les fongosités qui font saillie à sa surface. Mais, il faut bien le dire, cette action ne peut se montrer efficace qu'au bout d'un temps assez long, c'est pourquoi il est plus utile, dans les endométrites hyperplasiques et hypertrophiques invétérées, de recourir d'emblée au curettage qui détruira en quelques minutes la muqueuse malade, et cela d'une façon complète et radicale. Le drainage est donc à employer, dans les endométrites anciennes, plus particulièrement comme moyen complémentaire de traitement, après le curettage.

4° Il ne nous reste plus qu'à envisager le drainage dans les cas de sténose et d'atrésie du méat et du canal cervical, avant ou après une opération, alors que le drain doit maintenir écartées les parois du canal ou les lèvres du méat qui tendent à se réunir et à rendre stérile l'intervention chirurgicale.

La sténose du méat cervical est congénitale ou acquise; dans les deux cas on peut y remédier, soit par la dilatation, soit par le débridement de l'orifice à l'aide de l'instrument tranchant (bistouri, hystérotome) ou du cautère en couteau rougi par la thermocaustie ou par la galvanocaustie.

Quel que soit le moyen employé, il est habituel de voir la sténose se reproduire et souvent même avec un degré d'étroitesse plus considérable. Pour s'opposer à la reproduction de la sténose nous avons cru devoir employer le drainage et dans neuf cas, c'est avec un plein succès que nous en avons fait l'application. Si c'est par la dilatation (laminaria, éponge préparée, dilatateurs à branches, sondes de filière, etc.), que la sténose a été traitée, le drain peut être mis en place aussitôt que la dilatation lui livre un libre passage. Si la sténose a été combattue par le bistouri ou par le feu, il faut attendre, dans le second cas, la chute des eschares pour mettre le drain en place et obtenir son passage facile; dans le premier cas, on le place aussitôt après l'opération.

L'indication du drainage est encore bien nette dans les cas de sténose du canal cervical due à la présence de valvules. Ces valvules résultent de la tendance qu'a la muqueuse du canal à s'éloigner plus ou moins des tissus sous-jacents, maintenue au niveau de l'isthme, et à venir lentement, tantôt une seule face de la muqueuse, tantôt les deux à la fois, faire hernie au méat sous la forme d'ectropion en favorisant l'hypertrophie d'une ou de plusieurs des plicatures de l'arbre de vie. C'est dans cette évolution lente que se produisent ces replis, ces valvules qui sont une cause de dysménorrhée, de stérilité en donnant lieu à de nombreux réflexes morbides, dont l'origine est souvent méconnue.

Dans ce cas, le drainage vient en aide à la dilatation qui prépare le terrain en tassant la muqueuse. L'action topique irritative du drain, suivie de l'écoulement que l'on connaît, détermine l'adhésion de la muqueuse du canal cervical aux tissus sous-jacents, et, par conséquent, l'arrêt de son évolution de renversement ou de prolapsus.

Dans les différents cas de sténose, le drain, laissé en place pendant plusieurs semaines, crée une sorte de canal nouveau, une sorte de trajet fistuleux dont la muqueuse a repris sa densité première par le fait d'une inflammation adhésive profonde; il amène la destruction des hypertrophies papillaires et la guérison de l'endométrite cervicale, avec réparation de son épithélium.

Contre-indications. — Le drainage de la cavité cervico-utérine comporte quelques contre-indications qu'il est indispensable de faire connaître.

Je n'ai jamais employé le drainage dans les cas où il existait une inflammation pelvienne aiguë : salpingo-ovarite aiguë, pelvipéritonite aiguë ou cellulite pelvienne aiguë. Un état subaigu du côté de l'utérus en contre-indiquerait également l'application. On peut, au contraire, y recourir sans danger dans les inflammations pelviennes chroniques et surtout, comme nous l'avons dit, dans les kystes tubaires profluents. Ce moyen est contre-indiqué lorsqu'il existe une sensibilité exagérée de l'utérus (utérus irritable), aussi bien que dans le cas de névralgie utérine ou de névralgie lombo-abdominale intense, dont il amènerait l'exacerbation.

Enfin, le drainage de la cavité utérine ne pourrait être employé, sans imprudence, si la malade ne peut garder le repos, pendant les premiers jours, en prenant les soins que nous conseillons, dans cette circonstance, et que nous allons énumérer.

Soins préliminaires. — Toute application de drainage de

la cavité utérine doit être précédée d'un traitement préparatoire. Il est facile d'en comprendre la nécessité. L'énumération des lésions de l'utérus dans lesquelles nous l'avons employé avec de bons résultats peut, à elle seule, faire apprécier
l'utilité incontestable de cette préparation. En effet, dans chacun de ces états : endométrite, métrite avec ou sans régression incomplète, avec ou sans rétroflexion, ectropion, etc.,
le traitement déplétif par les scarifications, les pansements osmotiques, les injections très chaudes, en faisant disparaître la
congestion sanguine et la congestion lymphatique qui coexis-
tent fatalement, atténue la sensibilité morbide de l'organe et le
rend beaucoup plus tolérant.

Nous avons noté, sans qu'aucune exception se soit produite,
que les malades qui avaient suivi un traitement déplétif avant
l'application du drain, présentaient une tolérance plus grande
et plus rapidement obtenue que celles qui n'y avaient pas été
soumises.

Les contre-indications que nous avons signalées plus haut
peuvent, pour la plupart, s'atténuer sous l'influence de ces
soins préliminaires; le nombre des contre-indications du drainage tendrait donc à diminuer après l'emploi de ces moyens.

Soins consécutifs. — Aussitôt après l'introduction du
drain, il faut appliquer un pansement antiseptique sur le
museau de tanche, (gaze iodoformée ou au salol) (1) ; on peut
laisser un sac de glace en permanence sur la région hypogastrique pendant 3 jours (ça n'est pas indispensable). L'administration du bromure de potassium, dont l'action modificatrice
du pouvoir excito-moteur de la moelle est bien connue,
produira, à la dose fractionnée de 2 grammes par jour, de
concert avec les autres moyens (pansement et glace) une sédation qui évitera, à la malade, les rares douleurs du début et
l'agacement nerveux que j'ai parfois observés.

(1) Je laisse le pansement en place pendant trois ou quatre jours, au début,
et, après la première huitaine, si la coloration et le volume du col ne se sont
pas amendés dans une large mesure, je reprends les pansements osmotiques
glycéro-boriqués.

Quelques malades n'éprouvant aucun malaise demandent à se lever au bout de 48 heures. J'estime, d'après mes observations, qu'il est bon, par prudence, de les maintenir au repos pendant 7 à 8 jours. Après ce temps écoulé, on peut leur permettre d'aller et de venir, de reprendre les habitudes de la vie, en proscrivant toutefois les rapports sexuels, en les mettant en garde contre la fatigue, la constipation et les refroidissements et en conseillant le repos absolu pendant la période menstruelle.

Jusqu'ici, j'ai appliqué le drainage de l'utérus dans 124 cas. Il s'est produit un seul accident, qui d'ailleurs n'a pas présenté une gravité exceptionnelle. Voici le fait:

Une malade, atteinte d'endométrite purulente, se met à frotter le parquet de la salle aussitôt après l'application du drain dans la cavité utérine, au lieu de se mettre au lit et de prendre les précautions prescrites. Il en résulte un phlegmon du ligament large, une cellulite unilatérale qui se termine par délitescence en deux mois.

Assurément cet accident n'eût pas eu lieu, si la malade n'eût commis cette grave imprudence.

On comprend qu'il en serait de même dans toute opération d'ignipuncture, d'ablation de polype, de dilatation, etc., à la suite de laquelle les malades ne garderaient pas le repos nécessaire.

CHAPITRE IV

Applications thérapeutiques du drainage de la cavité utérine.

Maintenant que nous connaissons la technique du drainage de la cavité utérine, son action physiologique et son action thérapeutique, il nous sera facile d'en déduire les applications de ce moyen de traitement. J'ai déjà énuméré à plusieurs reprises, dans le cours de ce mémoire, les troubles fonctionnels, (aménorrhée, dysménorrhée, congestion chronique de l'appareil utéro-ovarien) et les affections, (endométrite, sub-involution compliquée ou non de rétro-déviation, période d'infiltration de la métrite chronique) qui sont justiciables du drainage, lequel agit, dans ce cas, comme moyen curatif, tandis que, dans d'autres circonstances, (sténoses et atrésies utérines, endométrite hémorrhagique simple ou compliquée de phlegmasie péri-utérine chronique), il ne représente qu'un moyen adjuvant, dont l'utilité ne saurait être contestée. Je ne veux point me borner à une énumération brève, et sans commentaires, des applications du drainage de la cavité utérine ; loin de là, il y a tout avantage, dans l'intérêt même de la vulgarisation de ce moyen, à bien préciser les indications et à les appuyer sur une discussion, tout au moins rapide, des divers cas auxquels nous en avons fait l'application.

Analysons d'abord les troubles fonctionnels.

A. Aménorrhée (1). — L'aménorrhée n'est qu'un trouble

(1) L'aménorrhée ou absence extérieure de flux menstruel comprend deux ordres de faits très différents :

a. Dans le premier, la sécrétion menstruelle a lieu, mais le sang ne peut trouver une issue au dehors, par suite d'un obstacle congénital ou accidentel fonctionnel, ou, si l'on veut, un symptôme; mais ce symptôme acquiert une telle gravité qu'il doit être étudié, dans son étiologie et dans sa pathogénie, dans son diagnostic et dans son pronostic, comme tout symptôme qu'on isole, par une sorte d'abstraction, dans le but de constituer la séméiologie générale. De cette étude, il devient alors facile de déduire les applications thérapeutiques auxquelles se rattache plus particulièrement, comme nous le verrons plus loin, *le drainage permanent de la cavité utérine par les voies naturelles*.

Laissons de côté les cas où l'aménorrhée est en rapport avec l'absence des ovaires et de l'utérus ou avec un développement tout à fait rudimentaire des organes génitaux ; ce sont des cas très rares heureusement, qui sont au-dessus des ressources de l'art. Dans la plupart des autres variétés, le drainage de la cavité utérine est appelé à rendre les plus grands services, soit qu'on se trouve en présence d'un retard dans l'apparition des règles entraînant des accidents graves, soit que celles-ci se soient supprimées temporairement après s'être montrées pendant un temps plus ou moins long, soit qu'il y ait eu cessation prématurée des menstrues.

Si l'on examine les organes génitaux d'une jeune femme n'ayant jamais eu de règles, ou ceux d'une jeune fille dans la même situation, l'âge normal de la nubilité étant dépassé depuis plusieurs années, on trouve un col très petit, un utérus très peu volumineux, corps et col d'une longueur toujours au-dessous de la moyenne, c'est-à-dire, de 5 centimètres à 4 centimètres et demi, et même moins encore. Les ovaires sont eux-mêmes insuffisamment développés. Aussi, sont-ils généralement si petits que, chez certaines femmes, on a beau déprimer les parois abdominales, chercher à déterminer la situa-

----

situé sur un point quelconque du canal vulvo-vagino-utérin ; ce sont les aménorrhées par rétention ou mieux les rétentions menstruelles congénitales ou acquises.

b. Dans le second, ce n'est plus l'excrétion mais bien la sécrétion qui fait défaut, ce sont les aménorrhées proprement dites, les seules dont nous ayons à nous occuper ici.

tion de ces organes, à provoquer la sensation pénible que détermine la pression, il est difficile de rien trouver de bien caractéristique. Eh bien! dans ces circonstances, on peut considérer comme une sorte d'arrêt de développement, à la dernière heure, cet état de l'appareil utéro-ovarien qu'on a dénommé pour cette raison : *absence de maturation utéro-ovarienne.* J'ai observé un grand nombre de ces faits et j'ai démontré (1) qu'il suffit alors de stimuler l'appareil utéro-ovarien à l'aide du galvanisme pour réveiller en peu de temps la sensibilité, augmenter le volume et régénérer la fonction, dans ces organes pour ainsi dire endormis. Mais la galvanisation n'est pas le seul mode de stimulation qui ait donné de bons résultats. Les auteurs qui ont employé la tige galvanique de Simpson, en s'entourant des précautions nécessaires, ont montré que sa puissance est de tout point comparable à celle du courant galvanique, et que la stimulation produite par la tige, dans l'utérus, se communique indirectement aux ovaires qui se développent parallèlement à cet organe. Néanmoins, ce mode de traitement fut peu employé en France, car on redoutait les accidents sérieux que le séjour d'une tige rigide, dans la cavité utérine, pouvait provoquer. Les mêmes appréhensions ne sauraient subsister avec le drain en crin de Florence qui se moule sur la forme de la matrice, qui ne produit jamais de pressions localisées, mais agit, à la fois, sur de larges surfaces aujourd'hui, surtout, où l'asepsie permet l'application de ce moyen thérapeutique, sans le moindre danger.

Nous ferons valoir les mêmes considérations au sujet de l'aménorrhée par superinvolution utérine, après l'accouchement. Dans cet état, dont on doit la description à Simpson, le travail de régression de l'utérus après la délivrance se continue, au delà du terme normal, sous l'influence d'une lactation excessive ou d'accidents puerpéraux, tels que : hémorrhagies abondantes, pelvi-péritonite, etc. L'utérus — et souvent aussi les

(1) Jules Chéron. Troubles de la menstruation. *Revue médico-chirurgicale des maladies des femmes,* juin 1881.

ovaires — présentent les caractères que j'attribuais tout à l'heure à l'absence de maturation. Par suite, les mêmes méthodes de traitement sont applicables, dans les deux cas, et, en particulier, le drainage de la cavité utérine.

De même que l'absence de maturation utéro-ovarienne, la chloro-anémie survenant à l'époque de la puberté peut empêcher indéfiniment l'apparition des règles. Or, par cette raison même que la menstruation tarde à s'établir, l'état devient plus inquiétant chaque jour. Cette jeune malade ne peut reprendre ses forces et le nombre des globules s'abaisse peu à peu; toutes les fonctions deviennent languissantes. Alors apparaissent des troubles nerveux hystériques, neurasthéniques ou autres, de l'irritabilité de caractère, de l'insomnie, des troubles gastro-intestinaux avec dégoût pour les aliments ou bien une perversion plus ou moins remarquable de l'appétit. Il faut bien le savoir, chez ces aménorrhéiques par chloro-anémie, ce qui manque, ce n'est pas le sang vers l'utérus; au contraire, toutes les personnes qui n'ont jamais eu leurs règles et qui ont de la chloro-anémie ont de la congestion de l'appareil utéro-ovarien. Par suite même de cette congestion établie à l'état chronique, l'utérus est turgide, son volume est exagéré, les vaisseaux sont gorgés de sang et la contractilité de l'organe est endormie, alors qu'elle devrait acquérir un haut degré de puissance pour exagérer la pression du sang dans les capillaires et produire l'hémorrhagie menstruelle. En d'autres termes, il y a stase sanguine et perte de contractilité au lieu d'y avoir fluxion franche, fluxion hémorrhagipare.

On comprend quel avantage il y aurait, en pareil cas, à obtenir la déplétion du système vasculaire de l'utérus et en même temps à augmenter la tonicité et la contractilité de l'organe. La déplétion seule ne saurait être suffisante, car ses résultats ne seraient que passagers; si l'inertie de la matrice persistait, l'afflux du sang produit par l'ovulation aurait pour conséquence de ramener à nouveau le même état congestif de l'appareil utéro-ovarien, sans hémorrhagie critique, et tout serait à recommencer. C'est de là que vient, à n'en pas douter, la difficulté qu'on éprouve à guérir l'aménorrhée des chlorotiques. Cette difficulté cède facilement dans les cas ou l'on peut employer le drainage que je viens de décrire. On doit ici débuter par le drain en érigne qui produit une irritation vive, déchire les fins capillaires de la muqueuse du corps de la matrice et réalise, en peu de jours, une déplétion marquée du système vasculaire du mésoarium et du mésométrium. Mais il ne faut pas s'en tenir là, ainsi que le faisait le Dr Schwarz, de Halle. Lorsque cette première action aura été obtenue, et on fera en sorte de la faire coïncider avec la période où la malade accuse des signes de molimen menstruel, on remplacera le drain en érigne par un drain en anse dont l'action topique sera moins marquée, mais dont l'action réflexe sera assez puissante pour maintenir la décongestion, réveiller la tonicité des parois des vaisseaux et surexciter la contractilité du muscle utérin lui-même. Si, en même temps, on rend au sang sa richesse globulaire normale par des toniques, des reconstituants, par les ferrugineux et surtout par l'hydrothérapie, on voit bientôt les règles s'établir, puis revenir périodiquement avec une abondance croissante. Dès lors on peut considérer la guérison comme assurée.

Dans d'autres circonstances, l'aménorrhée se produit brusquement sous l'influence d'une cause qui a frappé directement la fonction menstruelle, telle que : refroidissements, impressions morales vives, coups ou chutes, irritations excessives produites par le coït pendant les règles. On lui donne alors le nom d'aménorrhée idiopathique ; j'ai proposé de la dénommer *aménorrhée par irritation périphérique* et j'ai démontré que la paralysie des centres d'innervation vaso-motrice de la moëlle lombaire et des ganglions du sympathique de la région était la cause pathogénique du phénomène morbide. Dans ces conditions, l'érection menstruelle se produit incomplètement, puisque l'appareil musculo-érecteur (mésoarium et mésométrium) est animé par un centre dont la puissance est momentanément abolie et conséquemment, les veines qui traversent les anneaux de l'appareil musculo-érecteur distendues et gorgées de sang ne peuvent plus subir la compression de cet appareil si bien décrit par M. Rouget, compression sans laquelle ne peut se produire l'érection menstruelle. D'après cela, deux indications s'imposent comme dans l'aménorrhée des chlorotiques : augmenter la tonicité des plans musculaires du mésoarium et du mésométrium et obtenir la déplétion des vaisseaux qui les traversent. On comprend que le drainage de la cavité utérine par les voies naturelles, puisse remplir, à lui seul ces deux indications, par sa double action déplétive et stimulatrice des actes réflexes.

Les aménorrhées symptomatiques d'un état général grave tel que la phtisie pulmonaire et les aménorrhées transitoires qui se montrent quelquefois pendant la convalescence des fièvres graves ne sont pas justiciables d'un traitement local. Le drainage est également contre-indiqué dans l'aménorrhée incomplète due à l'endométrite tuberculeuse et dans celle qui est symptomatique de quelques métrites aiguës. Dans l'endométrite tuberculeuse en effet, c'est la tuberculose locale qui doit être traitée et non pas la disparition des menstrues. Quant aux métrites aiguës, elles ne causent presque jamais une aménorrhée absolue et la menstruation ne tarde pas à reparaître à mesure que s'éteint le travail inflammatoire.

Sauf les quelques contre-indications que nous venons de rappeler, nous voyons donc que le drainage est un des moyens les plus puissants que nous puissions opposer à l'aménorrhée dans ses formes les plus importantes : (aménorrhée par absence de maturation utéro-ovarienne, par superinvolution, par chloro-anémie, par irritation périphérique ou aménorrhée idiopathique). Est-ce à dire qu'il doive être seul employé ? Nullement et rien n'est plus loin de ma pensée que l'exclusion des déplétifs locaux, (scarifications, pansements osmotiques), des modificateurs de l'irritation spinale localisée (sédatifs, révulsifs, médicaments spinaux), des moyens toniques et reconstituants, en tête desquels se place l'hydrothérapie, etc. Pour obtenir un résultat rapide et durable, il faut dans la pratique utiliser tous ces moyens et les associer judicieusement au drainage de la cavité utérine, que j'ai employé le plus souvent seul, dans les cas de mes observations, pour en démontrer nettement l'efficacité.

Voici huit observations d'aménorrhée traitée de la sorte ; les deux premières ont déjà paru dans la thèse de M. Reilhac :

OBSERVATION I.

Aménorrhée en rapport avec la subinvolution utérine.

La nommée Julia R..., grande et forte italienne, âgée de 20 ans, entre à Saint-Lazare, dans mon service, lit 14, le 27 avril 1884. Elle exerce la profession de brodeuse à la machine. Elle a eu deux enfants, le premier à 16 ans, le second, à 17 ans.

La malade marche péniblement et se plaint de palpitations et d'oppression. Les muqueuses sont légèrement décolorées et, malgré son apparence de vigueur, la malade paraît un peu anémiée. L'estomac est, après les repas, le siège d'une tympanite pénible. L'auscultation ne révèle aucun souffle.

A l'examen, on trouve un col gros, violacé, mesurant quatre centimètres au cervicimètre, suivant son diamètre transversal. La profondeur de la cavité utérine est de 9 centimètres. Le toucher permet d'atteindre un utérus volumineux, débordant le col, douloureux à la pression et se laissant déprimer sous le doigt. Le col touche le plancher vaginal.

La température de la cavité utérine est de 38° 6. Les règles, après avoir été irrégulières pendant longtemps, sont complètement supprimées depuis trois mois.

Du 27 avril au 1er octobre. — La malade est traitée par les scarifications, les cautérisations au nitrate d'argent, les attouchements à la teinture d'iode, les bains et le sirop d'iodure de fer, sans résultats appréciables.

Le 10 octobre. — Un drain, composé de dix-huit brins de crins de Florence « disposés en érigne » est introduit dans la cavité. On prescrit le repos au lit et l'emploi quotidien du bromure de potassium (3 grammes) et de la quinine (0,20 centigrammes par jour en deux fois).

Pendant les six premiers jours, la malade se plaint de coliques continuelles, mais qui, quoiqu'assez vives pour la réveiller plusieurs fois pendant la nuit, n'empêchent pas le sommeil. Les autres fonctions s'exercent normalement.

Au cinquième jour apparaît un écoulement séro-sanguinolent qui persiste jusqu'au 20 octobre, pour devenir, à ce moment-là, séro-muqueux jusqu'à la fin du mois de novembre. Avec l'apparition de l'écoulement, les douleurs s'espacent, puis disparaissent, et la malade a commencé à se lever, sans malaise, huit jours après l'application du drain.

Le 30 novembre. — Les règles supprimées depuis 5 mois, apparaissent sans douleurs, quarante jours après l'introduction du drain. A cette époque, le talon du drain commence à se montrer au dehors; il est sorti de 5 à 6 millimètres. Les troubles gastriques se sont améliorés; la dyspnée et les palpitations ont, en grande partie, disparu.

A la fin du mois de novembre, l'écoulement s'arrête.

Le 18 du mois suivant, les règles reviennent normalement et nous constatons que le drain est sorti de près de un centimètre. Il y a 10 semaines qu'il est en place. Le 6 janvier 1885, il est expulsé spontanément et la malade l'apporte, le matin, en venant au pansement.

Par le cathétérisme on constate que la cavité ne mesure plus que 0,07 centim. au lieu de 0,09 qu'elle avait auparavant. L'utérus et le col sont devenus beaucoup plus fermes et ne sont plus sensibles à la pression. Le diamètre transversal du col a perdu 5 millimètres. Le col ne touche plus le plancher vaginal; la température utérine s'est abaissée à 37°8.

La malade sort de l'hôpital le 16 janvier 1885.

REMARQUES. — On voit que, dans cette observation, il s'agissait d'une aménorrhée datant de 5 mois, rebelle au traitement général et au traitement local habituellement employés en pareil cas, aménorrhée symptomatique d'une sub-involution avec abaissement de l'utérus et qui céda quarante jours après l'introduction d'un drain en érigne. Ces cas sont généralement favorables. Il est bon d'ajouter que l'arrêt de régression de la matrice, et son abaissement furent très heureusement influencés par le drainage et que la réduction obtenue dans la longueur de l'organe, en trois mois (2 centimètres) peut être considérée comme un très beau résultat. L'abaissement de la température intra-utérine, qui de 38°6 tomba à 37°8 suffirait à lui seul pour démontrer, que, loin de produire une inflammation traumatique par son contact, le drain a joué un rôle antiphlogistique confirmé par l'amendement de tous les autres symptômes accusés par la malade.

OBSERVATION II.

Aménorrhée avec catarrhe utérin.

Marie G.., 27 ans, lingère, entre dans mon service, à Saint-Lazare, salle Saint-Vincent, lit 16, le 14 août 1884, avec le diagnostic de métrite blennorrhagique.

Elle a eu un enfant, il y a deux ans.

La malade raconte que, depuis l'époque de la formation, elle a toujours eu d'abondantes pertes blanches, et que ces pertes, claires et propres avant la grossesse, sont devenues jaunâtres et plus abondantes encore après l'accouchement.

A l'examen, utérus lourd et volumineux ; col gros, laissant difficilement passer un muco-pus épais et visqueux ; longueur de la cavité : 85 millimètres. Température utérine : 38°4.

Les règles sont supprimées depuis 16 mois. La malade est pâle et affaiblie, mais son état ne paraît pas suffisamment anémique pour expliquer l'arrêt des règles.

Diagnostic : Catarrhe datant de la puberté, devenu purulent après une grossesse, avec aménorrhée par sub-involution.

Le drainage est pratiqué ;

Les premiers jours, l'écoulement est teinté de sang et il reste coloré et augmente d'abord pendant neuf semaines, époque à laquelle l'écoulement menstruel se reproduit, mais léger, durant quatre jours.

Après cette première époque menstruelle, l'écoulement cesse d'être sanguinolent et paraît moins abondant. Trente et un jours plus tard les règles apparaissent à nouveau ; elles durent quatre jours sans avoir leur couleur normale.

Pendant ce temps-là, l'état général de la malade s'est amélioré, surtout depuis le retour des règles, bien que celui-ci soit incomplet.

L'appétit est bon.

Une troisième époque survient 28 jours après la précédente : les règles sont fortement colorées et durent cinq jours. On songe à enlever le drain qui du reste fait une saillie de 10 à 12 millim.; mais l'écoulement, quoique considérablement diminué, est cependant appréciable et l'on attend encore quinze jours.

Après cette période de temps, sur les instances de la malade, on enlève le drain.

L'écoulement persiste à peine, mais sa disparition n'est pas aussi complète qu'à l'ordinaire, et il a également eu ici une durée exceptionnelle de 22 semaines.

La cavité utérine a diminué de 1 centimètre et demi.

La température intra-utérine est de 37°9.

Cette observation donnerait lieu aux mêmes remarques que la précédente ; les résultats ont été encourageants, si l'on songe que l'aménorrhée datait de 16 mois et que la malade avait une de ces leucorrhées si tenaces qui datent de la puberté et s'accentuent après chaque accouchement, chez les personnes profondément entachées de lymphatisme.

OBSERVATION III.

Aménorrhée congestive, consécutive d'une pseudo-tuberculose, chez une chlorotique.

La troisième malade, âgée de 25 ans, est une petite personne amaigrie, ayant perdu l'appétit et les forces, sujette à des accès de quinte de toux sèche sans expectoration, et soignée, en ville, pour un début de tuberculose pulmonaire. Elle a eu un enfant, il y a deux ans et demi, et c'est depuis cette époque que sa santé s'est altérée. Le retour de couches s'est fait au temps habituel, la malade n'allaitant pas ; les règles suivantes ont diminué peu à peu de durée et d'abondance et, depuis 18 mois, tout écoulement menstruel a disparu. Cependant, il existe, à chaque époque, une sensation de pesanteur, marquée dans le petit bassin, des pertes blanches abondantes, des douleurs de reins, un peu de gonflement des seins, en un mot, des signes manifestes de molimen menstruel qui malheureusement n'aboutit pas. Si on examine la malade à ce moment, on trouve l'utérus lourd et peu mobile, en antéversion exagérée, (érection menstruelle), le col est très violacé, ainsi que les culs-de-sac du vagin.

Il s'agit évidemment d'un de ces cas d'aménorrhée congestive qui existent souvent chez les chlorotiques. La malade a, en effet, un sang pauvre en globules (3,500,000 par millimètre cube ; richesse globulaire 3,000,000 de globules normaux) ; on entend des souffles à timbre aigu dans les vaisseaux du cou ; souffle doux à la base du cœur ; teinte verdâtre du visage ; l'auscultation pulmonaire est à peu près négative, ce qui suffit à écarter la tuberculose, les accidents datant déjà de deux ans et demi.

J'applique un drain en érigne le 5 janvier 1880 ; coliques utérines pendant 5 jours, potion sédative. Chaque jour la malade prendra deux pilules de Vallet. Le 10 janvier, écoulement séro-sanguinolent qui dure jusqu'au 20 ; à partir de cette époque, écoulement séro-muqueux, fluide, très abondant ; la malade se lève et marche dans la salle et dans les cours, sans inconvénient.

Le 6 février, la malade a ses règles, mais l'écoulement est plutôt séro-sanguinolent que véritablement sanglant. A ce moment, le nombre des globules rouges a un peu augmenté (3,600,000), mais leur richesse globulaire est de 3,500,000, ce qui constitue une grande amélioration. L'époque dure 5 jours et la malade se trouve beaucoup soulagée ; elle commence à avoir de l'appétit et le teint est plus coloré en même temps que les forces reviennent.

Ecoulement purulent du 11 février au 1er mars ; à cette date les règles surviennent et sont assez abondantes pendant quatre jours : cette fois, elles sont constituées par du sang fortement coloré comme dans les règles normales. Nombre de globules : 4,000,000 ; richesse globulaire : 3,950,000.

Le 10 mars, toute la surface des lèvres du col a repris la teinte rosée normale, sauf tout à fait au pourtour de l'orifice externe, déchiré à droite et à gauche et au niveau duquel existe un léger ectropion du canal cervical. Le drain sort de deux centimètres.

La malade se trouve beaucoup mieux : elle mange bien, elle a repris ses forces et un certain degré d'embonpoint ; la toux n'existe plus ; elle demande à sortir et, après avoir expulsé son drain, le 30 mars, elle obtient son *exeat*.

OBSERVATION IV.

Aménorrhée congestive datant de 30 mois, survenue à la suite de deux accouchements coup sur coup, ayant entraîné un affaiblissement général, perte de l'appétit, amaigrissement, pseudo-tuberculose. Drainage. Retour des règles au bout de 5 semaines. Expulsion du drain au bout de 6 semaines.

Cette observation est en tout point comparable à la précédente ;

même origine de l'aménorrhée ; même état congestif de l'appareil utéro-ovarien ; mêmes résultats du drainage. C'est pourquoi je crois inutile de la publier en détail.

OBSERVATION V.

Aménorrhée congestive due à une chute dans un escalier. — Drainage.— Retour des règles au bout de 6 semaines.

Cette malade, entrée dans mon service pour des accidents secondaires de la vulve, nullipare, fait une chute dans un escalier au moment de ses règles. Celles-ci se suppriment brusquement.

On constate une congestion intense de l'appareil utéro-ovarien. Les époques suivantes font défaut ; des scarifications du col, l'application de sangsues à la face interne des cuisses, des bains de pieds sinapisés, les badigeonnages de la région lombaire avec la teinture d'iode sont employés sans résultats.

Je place un drain en érigne. Pas de coliques. Ecoulement sanguinolent pendant six jours. Ecoulement séro-muqueux à partir de ce moment et décongestion rapide de l'utérus.

Au bout de la sixième semaine, les règles surviennent et durent abondamment pendant quatre jours.

Le drain est expulsé spontanément à la septième semaine.

La malade, guérie de ses accidents secondaires, obtient son *excat*, le 10 février 1887.

Elle est revenue dans le service, à la fin de l'année 1887, pour une angine spécifique et j'ai pu apprendre que les menstrues avaient été régulières depuis sa sortie. L'utérus est du reste absolument normal.

OBSERVATION VI.

Aménorrhée congestive due à une frayeur vive. — Drainage. — Retour des règles au bout de 6 semaines.

La malade qui fait le sujet de cette observation n'était plus réglée depuis un an. Les règles s'étaient supprimées à la suite d'une frayeur vive (1) ; son père était mort à table, à côté d'elle, frappé d'apoplexie.

(1) Ce n'est pas la première fois que j'observe cette ressemblance frappante entre les effets du choc physique et ceux du choc moral. En 1879, dans mes cours à l'École pratique, publiés dans la *Revue médico-chirurgicale des maladies des femmes* (1879-1880) j'ai eu l'occasion de traiter ce sujet, et de parler longuement des congestions utérines par choc physique et par choc

Congestion intense de l'appareil utéro-ovarien par choc moral; de même que chez la malade précédente, la même lésion était survenue par choc physique.

Le reste de l'observation est identique à celle qui précède.

OBSERVATION VII.

Aménorrhée par absence de maturation utéro-ovarienne. —
Drainage. — Résultat incomplet.

Louise C.., 19 ans, entre dans mon service de Saint-Lazare avec une uréthrite, le 5 février 1885.

C'est une jeune personne peu développée, présentant tous les caractères de l'infantilisme et, en particulier, l'absence presque complète de poils à la région pubienne.

Les seins sont à peine formés, les hanches mal dessinées.

La malade raconte qu'elle n'a jamais été réglée, mais à des époques irrégulières elle a des pertes blanches abondantes, son caractère se modifie, elle devient plus irritable, elle a des envies de pleurer sans motif, elle éprouve des vertiges, etc.; tous ces phénomènes se dissipent, au bout de quelques jours, pour réapparaître un mois ou deux ou trois mois plus tard.

A l'examen, je trouve un utérus très petit, mesurant 4 centimètres à l'hystéromètre, en antéflexion comme chez les jeunes filles non encore réglées. Les ovaires ne sont sentis qu'avec une extrème difficulté par l'examen bimanuel; ils sont en position normale et j'estime que leur grosseur est analogue à celle d'une grosse fève.

La malade m'ayant prié de faire tout pour qu'elle fût réglée comme toutes les femmes, j'appliquai le drainage, sans grande confiance, le 15 février 1887.

Ecoulement séro-sanguinolent pendant dix jours, puis écoulemen muqueux peu abondant pendant 5 semaines. Le drain est très bien supporté, mais ses effets sont peu appréciables; cependant, le 20 mars, la malade dit qu'elle perd du sang; je l'examine au spéculum et je constate qu'il s'agit seulement d'un écoulement séro-sanguinolent. Ce dernier dure trois jours, pendant lesquels Louise C... n'accuse que quelques douleurs de reins et des sensations de picotement au niveau des seins.

moral. C'est surtout lorsque la cause intervient au milieu de l'époque menstruelle que ses effets sont le plus marqués. J'ai vu, à la suite de choc moral, non seulement des aménorrhées transitoires, comme dans cette observation, mais aussi des ménopauses précoces, surprenant les malades en pleine période d'activité sexuelle.

Le 25 mars, je retire le drain qui sortait de deux centimètres. La cavité utérine semble un peu agrandie ; je trouve à l'hystéromètre, 4 cent. et demi. Les ovaires ne paraissent nullement modifiés comme volume, mais ils sont légèrement sensibles au palper.

Je tiens la malade en observation, sans drain. Le mois d'avril se passe sans que les règles surviennent. Le 1er mai, je place un second drain en érigne dans l'utérus qui mesure toujours 4 centim. et demi. Écoulement séro-sanguinolent du 1er au 8 mai, puis écoulement muco-purulent assez abondant. Le 28 mai, légère apparition des règles qui durent trois jours, sans douleur. Je retire de nouveau le drain pour mesurer la longueur de l'utérus : je trouve 4 cent. 3/4. Les ovaires ne me semblent pas plus gros qu'il y a un mois.

Pas de menstruation pendant le mois de juin. Le 1er juillet, je place un troisième drain en érigne ; les mêmes phénomènes se produisent, comme la dernière fois : règles le 30 juillet. Le drain retiré, je mesure l'utérus ; l'hystéromètre donne 5 centimètres le 8 août, lorsque les règles venaient de finir, mais le 15 août, je ne trouve plus que 4 cent. 3/4.

A la fin du mois d'août, j'interroge la malade qui me dit avec ennui qu'elle n'a pas vu ses règles depuis que j'ai retiré le drain. Longueur de l'utérus 4 centimètres 3/4. Je n'avais pas assez de confiance dans l'efficacité du drainage, dans un cas aussi mauvais pour chercher à la retenir dans le service ; aussi je lui donnai son *exeat* dans les premiers jours de septembre.

OBSERVATION VIII.

Amenorrhée par absence de maturation utéro-ovarienne. —
Drainage. — Résultat incomplet.

Cette dernière observation pourrait être calquée sur la précédente, aussi je n'en donnerai que le résumé succinct.

Jeune fille, 21 ans, non réglée. Insuffisance de développement génital. Utérus en antéflexion mesurant 5 cent. et demi, dont 4 pour le col, qui est conique et sténosé. Ovaires gros comme des fèves.

Chaque fois qu'on applique un drain, il y a écoulement séro-sanguinolent pendant 5 à 6 jours, puis pertes blanches pendant 4 à 5 semaines au bout desquelles il y a un très léger écoulement sanguinolent pendant deux à trois jours.

Si on retire le drain et si on laisse l'utérus sans excitation artificielle, les règles ne surviennent pas.

Après quatre applications successives de drains en érigne, j'avais gagné 1 cent. seulement, ce qui donnait 4 cent. pour le canal cervical et 2 cent. et demi pour la cavité du corps de l'utérus.

La malade demanda à quitter le service et je ne pus pas pousser plus loin le traitement.

En résumé, les huit cas d'aménorrhée que j'ai eus à traiter par le drainage, se répartissent de la façon suivante :

1° Deux cas d'aménorrhée en rapport avec une sub-involution utérine et datant de 5 mois (Observation I) et de 16 mois (Observ. II) ; retour rapide des règles par le drainage qui en même temps a modifié, de la façon la plus heureuse, l'état pathologique de l'utérus.

2° Quatre cas d'aménorrhée congestive, le 1er chez une chlorotique (obs. III), le second chez une malade affaiblie par des accouchements répétés (obs. IV) ; le troisième par choc physique (obs. V), et le quatrième par choc moral (obs. VI) ; dans les quatre cas le succès a été rapide et complet.

3° Deux cas d'aménorrhée par absence de maturation utéro-ovarienne (Obs. VII et Obs. VIII) ; pour ceux-ci, les effets du drainage ont été incomplets, mais on a cependant constaté une légère augmentation de volume de l'utérus et peut-être aurait-on pu obtenir un résultat plus encourageant en continuant le drainage plus longtemps et en lui associant la galvanisation de la matrice et des ovaires ; on sait, du reste, combien les arrêts de développement des organes génitaux sont difficiles à guérir, surtout lorsqu'ils sont aussi prononcés que chez nos deux dernières malades.

B. Dysménorrhée. — L'état difficile, lent, douloureux et souvent irrégulier de la menstruation qu'on désigne sous le nom de dysménorrhée est en rapport avec des troubles de fonctionnement et des lésions si variées de l'appareil utéro-ovarien, et, par suite, le traitement à instituer contre ce symptôme doit être si différent, suivant les cas que l'on observe, qu'il serait irrationnel de vouloir, incidemment et à propos du drainage, étudier la question dans son ensemble. Nous serons donc forcés de laisser systématiquement de côté un certain nombre de variétés de dysménorrhée pour ne parler que de celles où l'indication du drainage peut se poser, étant donné ce que nous savons de son action physiologique et de son action thérapeutique.

On voit parfois la dysménorrhée coïncider avec un *développement imparfait de l'appareil génital interne* ; les ovaires n'ont pas acquis tout à fait leur développement normal et les ovules qui s'en détachent seraient eux-mêmes des ovules infantiles, d'après Lawson Tait (1); concurremment on trouve tantôt un utérus normal, tantôt un utérus qui a gardé l'antéflexion ou l'antécourbure exagérée de la période infantile. Dans ces conditions, on peut espérer qu'une irritation mécanique prolongée de l'utérus pourra activer la circulation des vaisseaux de l'appareil utéro-ovarien, augmenter la nutrition des ovaires et les amener à un développement parfait. Nous nous trouvons ici, même avec des conditions plus favorables, dans une situation analogue à celle de l'aménorrhée par absence de maturation utéro-ovarienne. Et en réalité, l'emploi des pessaires intra-utérins a été suivi de succès dans un certain nombre de cas de ce genre, aussi comprend-on que le drainage, moins dangereux et d'une action plus puissante sur l'innervation et la circulation pelviennes, permette d'obtenir de bons résultats en pareille circonstance.

La dysménorrhée se présente d'autres fois chez des malades qui ont un appareil génital bien développé et chez lesquelles on ne peut trouver, dans la période intercalaire, ni trace d'inflammation, ni tumeur, ni déviation, ni vice de conformation du canal cervico-utérin.

Sans qu'on puisse rattacher cet état à la variété de dysménorrhée dite spasmodique à tort ou à raison, on a supposé que, dans ce cas, la congestion menstruelle ou bien était assez violente pour créer momentanément toutes les conditions de la congestion utérine aiguë ou bien se faisait incomplètement

(1) *Traité des maladies des ovaires trad. franç.* Paris 1886, p. 53.

en raison de l'inertie de l'appareil musculo-érecteur. C'est la *dysménorrhée congestive* des auteurs:

Si l'on a affaire à cette dernière forme de dysménorrhée par asthénie, par défaut de contractilité des plans musculaires du mésoarium et du mésométrium, un moyen qui stimule l'utérus aussi puissamment que le fait le drainage trouve ici une nouvelle indication. Je ne suis pas éloigné de penser que la tuméfaction de la muqueuse du canal cervical au moment de la menstruation, est suffisante pour créer une étroitesse relative du canal, ce qui rapprocherait la dysménorrhée congestive de la dysménorrhée mécanique.

On voit souvent au début de l'endométrite du col, alors qu'il n'y a pas encore production de valvules, non plus que boursoufflement très marqué de la muqueuse, la dysménorrhée apparaître avec une intensité telle que les malades sont obligées de garder le lit et perdent le sommeil. Le sang sort en caillots qui sont expulsés au prix des plus vives douleurs, alors que, huit jours auparavant, un hystéromètre passait sans difficulté. L'explication que je donnais tout à l'heure me semble, d'après cela, d'autant mieux acceptable. On comprend, dès lors, que le drainage rende service dans la dysménorrhée congestive, de deux façons: 1° en réveillant la contractilité musculaire ; 2° en maintenant la dilatation permanente de l'isthme et du canal cervical; deux modes d'action qui concourent également au traitement de la dysménorrhée.

Avec les *dysménorrhées mécaniques* nous entrons dans un ordre de faits plus faciles à interpréter. Ce sont du reste les plus fréquents: « Plus j'avance dans la carrière, dit Courty (1), plus je suis frappé de la prédominance de la dysménorrhée mécanique sur les autres espèces de dysménorrhées. A l'exception des rares dysménorrhées sympathiques, dites ovariennes, tubaires, etc., et des dysménorrhées membraneuses, bien caractérisées par l'exfoliation et relativement peu nombreuses,

(1) Courty. *Traité pratique des maladies de l'utérus*, 3ᵉ édition, Paris 1881, p. 193.

on peut faire rentrer la plupart des autres, notamment celles que nous venons de décrire sous le nom de dysménorrhées congestives, inflammatoires, etc., dans la dysménorrhée mécanique, c'est-à-dire que, tout en pouvant avoir une existence indépendante, elles en sont habituellement les conséquences. » La sténose de l'orifice externe du col, les valvules du canal cervical, sont en effet les causes les plus fréquentes et les plus indiscutables de la dysménorrhée. Viennent ensuite les flexions, les torsions de l'utérus et les tumeurs de cet organe. Dans ce dernier cas, la difficulté de l'écoulement menstruel, il est vrai, reste un phénomène d'une importance secondaire.

Nous verrons plus loin que le drainage est tout particulièrement utile dans les sténoses, les torsions et les flexions utérines. Il y a intérêt à reporter la discussion, au chapitre relatif à ces affections, que je devrai étudier isolément, à cause de leur importance.

Avant de quitter ce sujet, je dois répondre à une objection qui se présente naturellement à l'esprit. Alors que la moindre exploration de la cavité utérine est contre-indiquée pendant les règles, le séjour, à cette époque, d'un corps étranger, dans l'utérus ne présente-t-il pas quelque danger ? Ne va-t-il pas créer cet état de congestion aiguë qui produit parfois la dysménorrhée ?

Il serait sans doute irrationnel de choisir le moment où la menstruation doit survenir pour placer un drain dans la matrice, mais, si l'on attend huit jours après la fin de l'écoulement menstruel, ainsi que je l'ai recommandé dans une autre partie de ce mémoire, la période d'irritation vive du drainage sera passée depuis plusieurs semaines lorsque surviendront les règles. A ce moment, l'utérus tonifié et bien décongestionné, habitué déjà au contact du drain, supportera, sans peine, un drain flexible et peu irritant comme le drain en anse, la fluxion menstruelle se fera franchement et l'expulsion du sang aura lieu sans difficulté, puisque le canal cervico-utérin sera dilaté dans toute sa longueur. Alors même que j'employais le drain en érigne que je réserve maintenant, à cause de son action irritative, aux seuls cas d'aménorrhée, loin d'augmenter les douleurs dysménorrhéiques, ce drain produisait une sédation remarquable de ces douleurs, et la menstruation s'effectuait sans aggravation des lésions inflammatoires antérieures. M. Reilhac a été témoin de ce fait sur lequel j'avais appelé son attention. Il l'a mentionné dans l'observation VIII de sa thèse. Avec le drain en anse, la sécurité est encore plus grande. J'ajoute que, par mesure de précaution, il est bon de faire garder le lit aux malades pendant la première époque qui suit l'application du drain. Pour les époques menstruelles suivantes, cette mesure de prudence est bonne, mais on peut, sans danger, négliger de la prendre. Je n'ai pour ma part jamais observé d'accidents en pareil cas, mais rien ne serait plus simple que de se mettre à l'abri de tout reproche, si le drain était mal supporté. Il suffirait d'attacher un fil au plateau du drain et de recommander, à la malade, de le retirer elle-même, si les douleurs prenaient une certaine acuité. On laisserait alors l'utérus se reposer pendant une huitaine de jours, on replacerait le drain et l'on n'aurait pas le désagrément de voir le même inconvénient se reproduire une seconde fois. Quelques calmants : cataplasmes laudanisés sur le ventre, lavement de chloral ou administration à l'intérieur d'une trentaine de gouttes de teinture de viburnum prunifolium, suffiraient à calmer les contractions douloureuses de l'utérus. Mais, je le répète, je n'ai jamais eu à intervenir dans ces conditions.

Pour me résumer : dans la dysménorrhée, le drainage peut être indiqué : 1° pour parfaire le développement de l'utérus et des ovaires (dysménorrhée ovarienne) ; 2° pour augmenter la tonicité des fibres musculaires du méso-arium et du méso-métrium (dysménorrhée par asthénie de Courty) ; 3° pour maintenir une dilatation permanente de l'isthme et du canal cervical (dysménorrhée mécanique). Dans toutes ces variétés de dysménorrhée, c'est au drain en anse que je donne la préférence, mais il faut que l'utérus soit déjà habitué à son contact quand surviendront les règles, si l'on veut que le drainage ne présente aucun inconvénient. Le repos au lit est nécessaire pendant les premières époques qui suivent l'introduction du drain. Au besoin, celui-ci sera muni d'un fil qui permettra à la malade de le retirer elle-même si l'on craint qu'il soit mal supporté ; quelques calmants suffiraient à éteindre l'irritation causée par sa présence.

N.-B. La dysménorrhée membraneuse peut être heureusement modifiée par le drainage ; nous y insisterons plus à propos lorsque nous étudierons les endométrites dont la dysménorrhée membraneuse n'est qu'une variété.

Observation IX (1).

Dysménorrhée en rapport avec une sub-involution utérine et une valvule du canal cervical. Drainage.

Le 1ᵉʳ octobre 1881, la nommée Marguerite M..., 22 ans, brodeuse, entre dans mon service, salle Saint-Joseph, lit n° 12.

Sa carte d'entrée porte : ulcération du col.

Il y a huit mois, elle a fait une fausse couche de trois mois ; depuis lors, les règles dont elle n'avait jamais souffert, sont devenues fort douloureuses pendant les trois premiers jours. Les douleurs commencent le jour qui précède l'apparition du sang.

A l'examen : utérus volumineux et sensible à la pression : col conique, ectropion de la lèvre postérieure. Le cathétérisme est difficile. A une distance d'un centimètre, la sonde est arrêtée par un repli situé sur la face antérieure et qui ne peut être constitué que par la muqueuse hypertrophiée et tendant à faire hernie sur la lèvre antérieure comme elle fait déjà hernie sur la lèvre postérieure. En portant la concavité de la sonde en dehors on parvient à pénétrer. La cavité a une longueur de 75 millimètres. La température utérine est de 38°C.

Le 18 octobre, cinq jours après les règles, introduction d'un drain « en érigne » composé de dix brins, vu l'étroitesse du canal cervical, et pansement glycériné laudanisé.

Coliques utérines légères jusqu'au 27.

Le 21. Apparition d'un écoulement séro-sanguinolent, puis muco-purulent.

La malade se lève, se promène sans malaise jusqu'au 10 novem-

(1) Cette observation a été publiée dans la thèse du Dᵣ Reilhac.

bre. Ce jour-là, brusquement apparaissent les règles. Le repos au lit est ordonné et l'époque se passe sans souffrance à la grande joie de la malade.

Pendant la seconde partie du mois de novembre, l'écoulement muco-purulent continue, et la malade promène son drain sans soupçonner sa présence.

Le 7 décembre. Nouvelle apparition non douloureuse des règles.

Un mois se passe dans les mêmes conditions.

Dans les derniers jours de décembre, l'écoulement commence à diminuer. Le volume et la coloration du col sont moindres.

Le 6 janvier. Les règles surviennent pour la troisième fois depuis le drainage.

Le 16 janvier. L'écoulement menstruel a cessé. Le drain est sorti de 15 millimètres et est enlevé.

Le cathétérisme est maintenant beaucoup plus facile. La valvule est à peine perceptible. L'ectropion n'est pas réduit, il est toutefois moins volumineux.

La longueur de l'utérus est de 7 centimètres,

La température utérine est de 37°8.

La malade sort guérie le 20 janvier 1883.

OBSERVATIONS X, XI, XII, XIII, XIV.

Dysménorrhées en rapport avec des valvules du canal cervical. Drainage. Disparition des valvules et de la dysménorrhée. Amélioration de l'endométrite cervicale.

Dans les cinq observations que je réunis sous ce titre, la dysménorrhée datait de un an ; elle existait chez des malades atteintes d'endométrite cervicale plus ou moins ancienne, et, en l'absence d'autre cause de difficulté à l'écoulement menstruel, elle semblait devoir être rapportée à des valvules du canal cervical : valvule antérieure dans trois cas et valvule postérieure dans deux cas. J'ai démontré ailleurs l'importance de ces valvules (1), qui sont le prélude des ectropions du col. Le drainage appliqué à ces cas a réussi, dans un temps variable de 6 semaines à deux mois, à faire disparaître complètement

(1) JULES CHÉRON. De l'évolution morbide de la muqueuse du canal cervical *Revue médico-chirurgicale des maladies des femmes*, 1887 et 1883.

les valvules, et, dès le premier mois, les règles ont cessé d'être douloureuses. L'endométrite cervicale fut par suite arrêtée dans son évolution et la guérison complète put être facilement obtenue après le drainage, par des moyens relativemnnt simples comme les attouchements avec une solution concentrée de résorcine, et, dans les cas les plus rebelles, (deux sur cinq), par l'application du caustique solidifié de Filhos, sur les lèvres du col.

Au point de vue du traitement de la dysménorrhée par le drainage, le seul qui nous occupe maintenant, les observations sont identiques à l'observation IX et par conséquent, il est inutile de les reproduire, au moins en détail.

OBSERVATION XV (résumée)

Dysménorrhée en rapport avec une sténose de l'orifice externe. Drainage.

Il s'agit d'un cas de sténose congénitale de l'orifice externe avec col conique chez une multipare. Les règles ont toujours été douloureuses ; elles sont régulières et durent cinq jours chaque mois. Le col est violacé ; écoulement leucorrhéique peu abondant.

Application d'un drain en anse dix jours après la menstruation survenue depuis l'entrée dans le service. Pas d'écoulement sanguinolent, mais écoulement muco-purulent peu marqué. Dix-neuf jours plus tard, la malade est surprise de voir ses règles survenir sans douleur.

Lorsque l'époque est passée, on trouve le col décongestionné et rosé comme à l'état normal ; le drain sort de deux centimètres, l'écoulement leucorrhéique est très faible. En conséquence, je retire le drain, un mois environ après son introduction. Les règles suivantes furent normales et la malade sortit du service parfaitement guérie, débarrassée des accidents pour lesquels elle était entrée dans le service.

OBSERVATION XVI.

Dysménorrhée en rapport avec une sténose de l'orifice externe. Drainage.

Cette observation est identique à la précédente : nullipare ;

sténose congénitale avec col conique, disparition des accidents dysménorrhéiques dès la première application du drainage.

Observation XVII (résumée).

Dysménorrhée congestive. Drainage. Très bon résultat.

Gabrielle S..., 18 ans, réglée à 13 ans, toujours régulièrement et sans douleur, quatre jours chaque mois, nullipare, a commencé à souffrir au moment de ses époques, depuis quatre mois environ.

Elle rapporte l'origine de ses souffrances à une imprudence pendant la menstruation ; elle aurait eu, à ce moment, des rapports sexuels et aurait supprimé l'écoulement par une injection d'eau froide.

A l'examen, on ne trouve que de la congestion du col, pas de déviation utérine, pas d'endométrite accentuée. Drain en anse, huit jours après les règles qui ont été très pénibles et qui ont présenté cette particularité que le sang était expulsé sous forme de caillots, au prix de violentes douleurs de reins. Écoulement muco-purulent peu abondant pendant trois semaines ; le col se décolore peu à peu.

Les règles suivantes ne sont pas douloureuses, le sang sort liquide et l'écoulement dure cinq jours.

Le drain est expulsé quinze jours après, avec quelques coliques utérines. La seconde menstruation survient sans douleurs ; une semaine plus tard, on trouve l'utérus absolument normal et la malade peut quitter le service.

Elle est revenue, six mois plus tard, pour une uréthrite et elle m'a affirmé que, depuis le drainage, elle n'avait plus souffert au moment de ses époques.

Observations XVIII, XIX, XX.

Dysménorrhées congestives. Drainage. Mêmes résultats.

Les trois derniers cas de dysménorrhée traités par le drainage sont également des cas de dysménorrhée congestive : dans le premier, la congestion était due à une névralgie lombo-abdominale et s'accompagnait d'ecchymoses du museau de

tanche ; le second tenait à une sub-involution de l'utérus à la
suite d'accouchements pénibles, ici les irrigations vaginales
chaudes furent associées au drainage ; enfin, dans le troisième
cas, la dysménorrhée était survenue dans des conditions identiques à celles de l'observation XVII.

Chez ces trois malades l'action du drainage fut immédiate
et, dès la première application du drain en anse, la dysménorrhée disparut.

C. Congestion chronique de l'appareil utéro-ovarien.

— Après ce que nous avons vu de l'action décongestionnante
du drainage de la cavité utérine, j'aurais peu de chose à dire
sur l'emploi de ce moyen dans la congestion chronique de
l'appareil utéro-ovarien, si l'importance de cet état morbide
n'était étrangement méconnue de nos jours. Ne voyons-nous
pas des traités récents de gynécologie, excellents sous bien des
rapports et signés des noms les plus estimés à l'étranger, passer complètement sous silence la congestion utérine ? En
France même, où les idées d'Aran auraient mérité de laisser
des traces plus durables, il semble que la conception si juste
de notre compatriote ne rencontre plus que des indifférents ou
des détracteurs, malgré tous les efforts faits par Courty pour
la tirer de l'oubli. A lire nos travaux les plus complets et
notamment les articles de nos grands dictionnaires de médecine sur la pathologie utérine, on croirait que la congestion
chronique ne joue qu'un rôle effacé dans la genèse des maladies de l'appareil génital de la femme, qu'elle n'existe jamais
à l'état isolé, et que les inflammations, les tumeurs, les vices
de développement et les déviations représentent les seuls états
pathologiques dont il y ait à tenir compte.

En soulevant cette discussion, je m'écarte si peu de mon
sujet que, je n'hésite pas à le déclarer, l'utilité du drainage tel
que je l'ai institué, résulte au moins autant, à mon avis, de
son action décongestive que de son action de drainage proprement dit. En d'autres termes, quel que soit l'avantage qu'il y
ait à maintenir une dilatation permanente du canal cervical et

à faciliter ainsi l'écoulement des sécrétions utérines, à mesure qu'elles se forment, il n'est pas moins utile d'avoir à sa disposition un moyen qui, d'une façon continue, agisse sur les centres d'innervation vaso-motrice de l'appareil utéro-ovarien, fasse cesser la stase, active la circulation sanguine et dégorge les lymphatiques utérins et péri-utérins.

La plupart des moyens décongestifs que nous possédions jusqu'à ce jour, avaient besoin d'être fréquemment renouvelés pour éviter la réaction et, par suite, un afflux sanguin plus considérable encore qu'avant l'intervention thérapeutique. Avec le drainage, une fois la période déplétive, pendant laquelle l'irritation peut être vive et mérite d'être surveillée et modérée au besoin, une fois la période déplétive terminée, dis-je, la décongestion réflexe est obtenue progressivement et d'une manière soutenue jusqu'à ce que le muscle utérin, ayant reconquis toute sa vitalité et toute sa contractilité, chasse lui-même le drain dont le rôle est terminé.

Dans mes cours à l'École pratique, en 1879 (1), j'ai essayé de réagir contre la tendance fâcheuse des gynécologistes contemporains à nier ou tout au moins à négliger la congestion, et j'ai avancé cette proposition que la congestion utérine est le *punctum initium*, le premier terme de toutes les affections de l'utérus. A mesure que mon expérience a augmenté j'ai senti ma conviction, à ce sujet, s'affermir encore davantage et, depuis lors, j'ai développé longuement cette question dans une série de leçons sur la Pathogénie des affections utérines (2). Ce n'est pas ici le lieu de reproduire tous les arguments qui plaident en faveur de cette manière de voir, aussi suis-je forcé de renvoyer le lecteur aux leçons que je viens de rappeler.

Qu'il me suffise de dire que, si la congestion chronique de l'appareil utéro-ovarien joue un rôle prépondérant dans la

(1) *Revue médico-chirurgicale des maladies des femmes*, mai 1879 et les numéros suivants.

(2) *Revue médico-chirurgicale des maladies des femmes*, mars et avril 1887.

genèse des affections de l'appareil génital de la femme, le drainage, qui la combat d'une manière si efficace, est appelé à devenir un mode de traitement prophylactique de premier ordre contre le développement de ces affections.

Il peut sembler étrange à ceux qui n'admettent plus aujourd'hui qu'un seul processus pathogénique : *l'infection*, de me voir placer la congestion utérine en bon rang parmi les processus pathogéniques des affections utérines. Les bons esprits se préoccupent de savoir pourquoi tel organisme s'infecte plus facilement que tel autre sous l'influence des mêmes microbes qu'on retrouve pareillement dans les organismes restés indemnes. C'est alors que la question de préparation du terrain s'impose et que le processus pathogénique qu'on désigne sous le nom *d'actions réflexes* entre en scène. En effet, les actions réflexes éveillées par quelques causes que j'ai scrupuleusement étudiées dans mes leçons faites à l'École pratique (1) produisent un état congestif de l'appareil utéro-ovarien, réalisant ainsi l'opportunité morbide, la prédisposition, en un mot, la préparation du terrain.

Je suis persuadé, en effet, que si on pouvait combattre la congestion utéro-ovarienne dès son apparition, on mettrait dans la plupart des cas les malades à l'abri des métrites et des endométrites qui ne tardent pas à succéder à la stase sanguine dès que l'infection entre en jeu. La congestion est la première cause des affections chroniques de l'utérus, l'infection vient ensuite et produit des ravages d'autant plus grands que la congestion lui a mieux préparé le terrain.

Malheureusement, le médecin n'est presque jamais appelé à intervenir alors qu'il n'existe que de la congestion chronique, et le rôle prophylactique du drainage ne peut, par suite, être utilisé qu'exceptionnellement. En effet, on n'assiste que rarement au début de l'affection, et on n'intervient que lorsqu'il existe déjà des lésions de texture plus avancées, c'est-à-dire dans cette période où au processus pathogénique : *actions réflexes*, est venu s'adjoindre le processus pathogénique : *infection*.

(1) *Revue des maladies des femmes*, mai et suiv. 1879.

Mais de ce qu'on observe peu souvent la congestion à l'état isolé et sans complications inflammatoires, est-ce à dire pour cela que la congestion ne joue qu'un rôle effacé ? Nullement, car, dans ces états inflammatoires, la congestion persiste toujours, et représente un des états morbides qu'il faut combattre avec le plus de persévérance ; c'est elle en effet qui éternise l'inflammation et c'est elle qui rend l'inflammation rebelle aux efforts thérapeutiques.

Prenons un exemple dans la pratique journalière de la gynécologie. Voilà une malade atteinte d'endométrite fongueuse ; cette endométrite n'existe pas seule ; en même temps que la muqueuse est altérée, le parenchyme est troublé dans sa circulation et la stase sanguine est facile à constater : le col est mou, violacé, lie de vin et donne issue, par des scarifications superficielles, à du sang veineux et noirâtre. Si on s'occupe uniquement de l'hypertrophie de la muqueuse et si on pratique d'emblée le curettage de la cavité utérine, sans avoir au préalable préparé l'opération par l'emploi des moyens décongestionnants, la récidive se produit dans un grand nombre de cas ; la muqueuse nouvelle ne tarde pas à s'hypertrophier comme l'ancienne et tout est à recommencer. Si, mieux inspiré, on se préoccupe au contraire de combattre, avant tout, la congestion utérine, si on ne pratique le curettage qu'une fois le col revenu à sa coloration normale, et, après l'opération, on maintient l'utérus en état de décongestion, la muqueuse nouvelle se forme dans d'excellentes conditions de nutrition, et elle n'a aucune tendance à l'hypertrophie : la guérison est, en conséquence, une guérison durable.

Il ne faudrait pas croire que ce soit toujours une chose facile que de faire disparaître la congestion chronique de l'appareil utéro-ovarien ; la difficulté est grande, au contraire, car les conditions anatomiques et physiologiques les plus fâcheuses s'associent entre elles pour entretenir et pour perpétuer la congestion utérine, en dépit de tous nos efforts.

Le système vasculaire de l'utérus est très développé. Son système veineux, qui l'emporte beaucoup en importance sur le système artériel, présente des vaisseaux privés de valvules, vaisseaux dont les parois sont incapables de réagir sur la masse sanguine qui les distend. L'organe est soumis à des congestions physiologiques menstruelles qui viennent aggraver les lésions préexistantes et, à chaque grossesse, il subit des modifications de texture qui augmentent encore l'ampleur de son système vasculaire. A toutes ces raisons, il faut ajouter la position fâcheuse de la matrice à la partie inférieure du tronc, où elle est écrasée sous le poids des viscères abdominaux qui engorgent sa circulation de retour.

On comprend mieux, d'après cela, l'importance thérapeutique de l'application du drain en crins de Florence qui représente un moyen de décongestion agissant d'une façon permanente, susceptible d'être supporté pendant tout le temps nécessaire sans aucune interruption, même pendant la période des règles.

Sans doute, nous possédons un certain nombre de moyens thérapeutiques qui, associés et employés avec un peu de persévérance, permettent de se rendre maître de la congestion utérine, dans la majorité des cas. Tels sont les pansements osmotiques à la glycérine, les scarifications du col, les injections et les irrigations vaginales chaudes. On rencontre cependant quelques cas invétérés particulièrement rebelles aux moyens classiques ; il semble alors que l'atonie de l'utérus et de ses vaisseaux est telle que toute décongestion temporaire est suivie d'une réaction très rapide pendant laquelle la dilatation vasculaire est portée à son maximum, si bien que la stase sanguine se reproduit aussi accentuée qu'avant la scarification ou avant l'injection chaude. C'est dans ces conditions qu'on est heureux d'avoir à sa disposition le drainage permanent de la cavité utérine à l'aide du drain en crin de Florence, grâce auquel l'utérus est soumis à une stimulation faible, mais continue qui réveille sa contractilité et active sa circulation d'une façon constante. On voit alors des malades qui se plaignaient, depuis des années, de sensations de brûlures internes, que rien ne pouvait faire disparaître, accuser un bien-être, un allègement des organes pelviens qu'elles ne connaissaient pas depuis longtemps.

Les observations de congestion utérine traitée par le drainage ont été reportées aux chapitres : Aménorrhée congestive (obs. III, IV, V, VI), et dysménorrhée congestive (obs. XVII, XVIII, XIX, XX), etc., etc., je ne puis qu'y renvoyer le lecteur, de même qu'à la partie de ce travail où j'ai longuement parlé de l'action décongestionnante du drainage.

D. Période d'infiltration de la métrite parenchymateuse chronique. — Tous les auteurs admettent la division, proposée par Scanzoni, de la métrite parenchymateuse en deux périodes : la première, période d'infiltration ou de ramollissement ; la seconde, période d'induration ou de sclérose. Dans cette période ultime, où l'on trouve des lésions de tout point comparables aux lésions de la sclérose hépatique et de la sclérose rénale, où l'on a affaire à un tissu anémié, d'une induration presque cartilagineuse et criant sous le scalpel quand on pratique une coupe de l'organe, le seul mode de traitement qui puisse donner des résultats est l'ignipuncture profonde du col suivant la méthode que j'ai imaginée, il y a plus de 20 ans, et qui a été décrite par deux de mes élèves M. Gonzalès (1) et M. Jules Batuaud (2), autrefois interne à Saint-Lazare. On comprend sans peine que le drainage de la cavité utérine n'est nullement indiqué contre des lésions semblables et qu'il ne saurait avoir aucune action sur les proliférations organisées qui enserrent les vaisseaux, en réduisent la lumière, et étouffent les éléments musculaires du parenchyme utérin.

Mais le drainage reprend toute sa valeur dans la première période de la métrite chronique, beaucoup plus fréquente heureusement que la période scléreuse confirmée. Pendant la pre-

(1) Manuel Gonzalès. Indications et contre-indications de l'ignipuncture du col de l'utérus. Thèse de Paris, 1881, et *Revue médico-chirurgicale des maladies des femmes*, octobre, novembre et décembre 1881.

(2) Jules Batuaud. De l'ignipuncture profonde du col de l'utérus. *Revue médico-chirurgicale des maladies des femmes*, janvier 1882.

mière période, en effet, le tissu utérin est mou, gorgé de sucs rougeâtres et laisse écouler à la coupe une grande quantité de sang ; la muqueuse est elle-même gonflée, épaissie et violacée. En somme, l'aspect clinique est tel que Scanzoni confondait à dessein la congestion chronique et la période d'infiltration de la métrite chronique. Il doit cependant exister des différences entre ces deux états, sinon au point de vue clinique, au moins au point de vue histologique. Voici, en effet, ce que disent Cornil et Ranvier (1) : « A l'examen histologique de la métrite parenchymateuse au début, on trouve une grande quantité d'éléments embryonnaires dans toute l'épaisseur de la paroi de l'utérus. Ces cellules se rencontrent surtout autour des vaisseaux qui sont très dilatés. » Il y a donc lieu, d'après cela, d'admettre trois phases :

1° Une phase d'hypérémie simple, *congestion utérine chronique.*

2° Une phase d'hypérémie avec diapédèse des cellules, migration autour des vaisseaux dilatés et prolifération d'éléments embryonnaires, *période d'infiltration de la métrite chronique.*

3° Enfin une phase d'organisation de ces éléments embryonnaires en tissu conjonctif adulte, *sclérose utérine, période d'induration de la métrite chronique.*

Nous avons vu que le drainage est tout-puissant dans la première phase ; dans la seconde il peut encore amener la guérison complète. En effet, il arrête l'extension des lésions préexistantes en mettant un terme à la stase sanguine qui favorise à un si haut degré la diapédèse des globules blancs. Mais là ne s'arrête pas son action. Par lui, la contractilité des fibres musculaires est éveillée et le premier effet est de s'opposer à leur dégénérescence. Puis, au bout de quelques semaines, nous voyons l'utérus diminuer de volume, devenir plus ferme et plus consistant ; qu'est-ce à dire, sinon qu'il s'est débar

(1) Cornil et Ranvier. Manuel d'histologie pathologique, 2e édition. Paris 1884, tome 2, fasc. 2, p. 712.

rassé des sucs plastiques qui l'engorgeaient, ou, pour employer un langage plus moderne, qu'il a laissé résorber, par la double voie sanguine et lymphatique, les éléments embryonnaires infiltrés autour de ses vaisseaux et au milieu de son tissu ? Si l'on songe à l'importance de la circulation veineuse et de la circulation lymphatique de la matrice, il n'y a pas lieu de s'étonner d'un résultat semblable.

Déjà lorsque j'employais les courants continus (1) dans la métrite chronique, j'avais constaté cette résorption des sucs plastiques par la mise en jeu de la contractilité du muscle utérin ; le drainage peut être comparé à ce moyen, mais sa supériorité est évidente, car il agit d'une façon continue alors que les applications galvaniques étaient forcément de courte durée et répétées à plusieurs jours d'intervalle. Il est donc bien rationnel de voir dans le drainage autre chose qu'un moyen de décongestion puissant ; c'est en même temps un moyen de résolution dont l'efficacité n'est pas douteuse, pourvu toutefois que les lésions soient limitées à la dilatation des vaisseaux, à la diapédèse des globules blancs et à la prolifération des cellules embryonnaires. Le drainage est donc tout puissant dans l'hyperhémie simple de l'utérus et dans la période d'infiltration de la métrite chronique, mais, je le répète, il n'est nullement indiqué dans la période d'induration ou de sclérose.

J'ai employé le drainage dans sept cas de métrite chronique à la période d'infiltration. Si les observations de cette affection ne sont pas plus nombreuses dans ce travail, c'est que je ne veux pas parler ici des subinvolutions de l'utérus, plus ou moins compliquées de métrite, dont on trouvera de nombreux faits épars dans ce mémoire. Je n'ai en vue pour le moment que les métrites chroniques survenues chez des nullipares et encore ai-je dû choisir celles qui ne s'accompagnaient pas de lésions notables de la muqueuse cervico-utérine, car alors l'en-

<hr>

(1) Jules Chéron. De la valeur thérapeutique des courants continus dans la métrite chronique. *Revue médico-chirurgicale des maladies des femmes,* Mai 1880.

dométrite aurait représenté, à mon avis du moins, l'altération capitale et la plus importante à guérir. Nous verrons, du reste, plus loin que le drainage est d'une réelle utilité aussi bien dans les sub-involutions que dans les endométrites; ce n'est que pour la clarté de l'exposition que j'ai cru devoir séparer des lésions qui sont le plus souvent associées chez les mêmes malades.

OBSERVATION XXI (1) résumée.

*Métrite chronique à la période d'infiltration chez une nullipare
traitée par le drainage.*

Emerance L..., 22 ans, bonne d'enfants, entre dans le service de M. Chéron, le 18 janvier 1885; elle n'a jamais eu ni enfant, ni fausse couche.

Elle a eu deux fois des pertes abondantes, pendant quatre ou cinq mois à la suite de suppression de règles.

La menstruation a toujours été irrégulière.

La malade a des pertes blanches peu abondantes.

Au toucher : utérus volumineux et peu douloureux. Au spéculum : col œdématié, laissant écouler un liquide séro-purulent. Le cathétérisme donne une longueur de 75 millimètres, et la sonde joue facilement dans la cavité. Rien ne fait présumer la présence d'un fibrome.

Le 15 janvier, introduction d'un drain (en érigne), suivie des phénomènes ordinaires : coliques légères avec écoulement séro-sanguinolent (2), puis muco-purulent. Le col est devenu violacé et serre énergiquement le drain.

Les règles surviennent sans encombre et ne durent que trois jours.

Vers le commencement de mars, l'écoulement devient moins abondant, la coloration et le volume du col diminuent.

Nouvelle époque normale.

Dans la première semaine d'avril l'écoulement a cessé. Le drain

---

(1) Publiée dans la thèse de M. Reilhac.

(2) Il s'agissait d'un drain en érigne, le premier que j'aie employé ; maintenant, je place, dans les cas de ce genre, des drains en anse, comme dans l'observation XXII.

est enlevé. La cavité a diminué de 6 millimètres. La température intra-utérine est de 37,0.

La malade sort de l'hôpital le 9 avril 1883.

Observation XXII.

Métrite chronique, à la période d'infiltration chez une nullipare, traitée par le drainage.

Elise (R.), 25 ans, lingère, entre dans mon service de Saint-Lazare le 5 mars 1883.

C'est une forte femme qui a toujours joui d'une excellente santé et n'a jamais eu de maladie l'obligeant à garder le lit.

Réglée à 13 ans 1/2, régulièrement dès le début, règles non douloureuses, durant trois jours, abondantes. Quelques pertes blanches les jours qui précèdent et ceux qui suivent la menstruation.

N'a eu ni enfant ni fausse couche.

Depuis deux ans, sans autre cause que des fatigues génésiques, la malade a éprouvé des douleurs dans les reins, dans le ventre, et au niveau des aines avec des sensations de pesanteur dans le bas-ventre. Envies fréquentes d'uriner, sans que la miction soit douloureuse. Constipation habituelle. Flueurs blanches peu abondantes. Parfois les rapports sexuels sont douloureux, mais cela depuis quelques mois seulement.

A l'examen : utérus mollasse, lourd, en position normale, orifice externe du col ni déchiré ni sténosé ; le museau de tanche est sensible à la pression, de même que le fond de l'utérus.

Au spéculum, le col est violacé, marbré par places.

Pas d'ectropion du canal cervical.

Le cathétérisme n'est pas douloureux ; l'isthme est mal fermé.

La longueur de l'utérus est de 6 cent. et demi ; la cavité utérine est à peine agrandie ; l'hystérométrie se fait sans ramener une goutte de sang, ce qui prouve, avec l'état de fermeté de la muqueuse et son absence de sensibilité, que cette dernière est peu altérée.

Température utérine : 38°8.

Diagnostic : *Métrite chronique à la période d'infiltration.*

Séance tenante, après la dilatation du canal cervical, je place un drain en anse dans la cavité utérine, et j'applique un pansement glycériné sur le col.

Repos de quatre jours au lit. Potion au bromure de potassium et à la teinture d'aconit. Dans la journée il y a quelques coliques utérines, mais la malade n'est pas réveillée pendant la nuit. Ecoulement

5

muco-purulent peu abondant. Frictions sédatives, contre les douleurs de reins, avec un mélange de chloroforme, d'éther et d'alcool camphré. Dix jours après, les règles surviennent sans douleurs ; elles durent quatre jours et sont un peu plus abondantes que d'habitude.

Le 21 mars, deux jours après la fin des règles, on constate par le toucher que l'utérus est moins lourd, moins sensible à la pression au niveau du fond de l'organe comme au niveau du col ; celui-ci a une consistance plus ferme et le drain sort de un cent. et demi. Au spéculum, le col a pâli d'une façon notable, surtout à sa base, mais le pourtour de l'orifice externe est encore d'une teinte foncée sans qu'il y ait d'ectropion.

La malade me dit que la matrice ne lui pèse plus comme auparavant, et que les envies fréquentes d'uriner ont disparu. Il y a encore des douleurs de reins.

On continue les frictions sédatives sur la région des reins, et, deux fois par semaine, on applique un pansement glycériné sur le col.

L'amélioration continue jusqu'au 18 avril ; à ce moment les règles surviennent, elles sont abondantes et durent quatre jours, sans douleur.

Le 30 avril, la malade arrive à la visite du matin, avec son drain dans la main ; elle raconte qu'elle a été réveillée pendant la nuit par des coliques assez vives, qui avaient eu pour résultat l'expulsion du drain.

A l'examen nous trouvons l'utérus en parfait état ; la consistance est partout normale ; plus de sensibilité ; matrice très mobile ; au spéculum, le col se montre avec une teinte rosée uniforme sur toute l'étendue de ses deux lèvres. La température utérine a baissé de 1° ; elle est actuellement de 37,8, ce qui est la température normale.

La malade reçoit son exeat quelques jours après, son état de santé nous paraissant des plus satisfaisants.

Les observations XXIII, XXIV, XXV, XXVI et XXVII sont à peu près identiques à celle que je viens de rapporter en détail ; dans toutes, l'efficacité du drainage a été démontrée par l'amélioration des symptômes, la disparition de la lourdeur, de la sensibilité et de l'état violacé du col, enfin par le retour de la température utérine à l'état normal.

E. Sub-involution et endométrite. — L'endométrite de la cavité utérine et l'arrêt d'involution de l'utérus après l'accouchement ou après l'avortement marchent presque toujours de pair. Cependant, pour bien comprendre l'action du drainage de la cavité utérine, dans ces cas complexes, il est utile d'étudier isolément les deux lésions : *la subinvolution et l'endométrite*, et de voir pour quelles raisons le drainage se montre également utile dans les deux cas.

a) SUB-INVOLUTION UTÉRINE.— Depuis quelques années, alors que le curettage prenait définitivement la place qu'il méritait d'occuper parmi les opérations les plus bienfaisantes de la gynécologie, alors que les travaux histologiques se multipliaient sur les diverses altérations dont la muqueuse de la cavité utérine peut être atteinte, la préoccupation qu'imposait l'endométrite, préoccupation qui est du reste des plus légitimes, a eu l'inconvénient de faire oublier par trop l'importance de la sub-involution. Pour réagir contre cette préoccupation trop exclusive de l'endométrite étudions d'abord la sub-involution de l'utérus après l'accouchement ou après l'avortement. Pour se faire une idée nette de l'action du drainage de la cavité utérine dans les cas dont nous parlons, il est nécessaire, d'ailleurs, de savoir en quoi consiste l'involution normale, quelles sont les causes qui peuvent provoquer l'arrêt de la régression physiologique et quelles sont les modifications qui se produisent dans l'utérus en involution. Je n'ai du reste pas l'intention de m'attarder très longtemps sur ces différents points qu'on trouvera plus amplement développés dans les récents traités d'obstétrique, mais je suis forcé de rappeler les faits principaux, de les analyser et de les grouper, ce que je ferai aussi brièvement que possible.

Au moment de la délivrance, l'utérus à terme est 24 fois plus volumineux (Meckel) et 20 fois plus pesant (Tarnier) qu'à l'état de vacuité ; son diamètre vertical mesure, en moyenne, 16 centimètres (Charpentier) au lieu de 6 centimètres comme avant la grossesse. On comprend, par ces chiffres, l'importance du travail d'involution qui va s'accomplir dans cet organe. Ce travail se traduit, à l'extérieur, par un retrait de l'utérus assez régulier, dans les cas normaux, et variable de 1 2 centimètres par jour. Il faut six semaines environ pour que l'utérus revienne à son poids normal et 3 mois pour que l'épithélium qui tapisse sa cavité forme un revêtement continu et complet.

Si ces faits sont bien établis, il n'en est pas de même des processus histologiques par lesquels s'opère la transformation du parenchyme utérin et la reconstitution de la muqueuse interne de la matrice. La substance musculaire du vieil utérus est-elle, comme le veut la théorie de Lobstein (1803), frappée de mort, son rôle étant terminé après l'accouchement, et subit-elle une dégénérescence granulo-graisseuse complète, en même temps que se forme un nouveau parenchyme utérin aux dépens d'éléments embryonnaires : noyaux et cellules qui deviendraient des fibrilles musculaires de plus en plus parfaites (Heschl)? Ou bien, y a-t-il, comme le croyait Robin, destruction partielle, résorption simple d'une partie des éléments et retour à l'état normal de ceux qui sont conservés, sans formation d'éléments nouveaux? Bien que la première théorie soit plus généralement acceptée, surtout depuis les travaux de Kolliker et de Heschl, bien des points sont encore sujets à discussion.

Il en est de même pour la muqueuse, on ne sait pas si elle est entièrement ou incomplètement caduque. D'après les derniers mémoires de Friedlander, Hundrot et Langhaus, les couches superficielles de la muqueuse subissent seules la dégénérescence granulo-graisseuse et sont seules caduques; les espaces glandulaires et les culs-de-sac glandulaires persistent, de telle façon que le muscle utérin n'est jamais à nu; enfin l'épithélium des culs-de-sac glandulaires se met à proliférer, le tissu interglandulaire se reproduisant en même temps que les glandes s'allongent, et la muqueuse nouvelle se trouve ainsi reconstituée.

Quoiqu'il en soit, les lochies représentent, en grande partie, les produits résultant de l'involution utérine, et on comprend l'importance de cette voie d'excrétion si l'on se rappelle que la quantité de lochies perdues pendant les huit premiers jours seulement est, d'après Gassner, de 1485 grammes chez les femmes qui nourrissent et qu'elle atteint le double chez celles qui ne nourrissent pas. Ces lochies, d'abord constituées par du sang presque pur, puis sanguinolentes, deviennent enfin purulentes et séro-purulentes. On y trouve, à l'examen microscopique, des hématies, des lamelles épithéliales, des corpuscules de pus, de grands agrégats de noyaux et des globules graisseux en grande abondance.

Les lochies durent habituellement six semaines chez les femmes qui ne nourrissent pas; or nous avons vu que l'involution du parenchyme utérin demande ce même temps pour être complète.

Après l'avortement, un travail analogue se produit et, bien que l'utérus soit moins volumineux, il semble que son involution ait plus de difficulté à s'effectuer. On comprend qu'il en doive être ainsi par ce fait qu'au moment de l'avortement, le parenchyme utérin est en pleine voie d'hypertrophie, tandis que l'accouchement normal trouve des éléments épuisés déjà et prêts à entrer dans la phase régressive. Dans le cas d'avortement, la muqueuse utérine est encore en pleine vitalité, et par suite la déliquescence granulo-graisseuse de ses couches superficielles et sa régénération complète se feront plus difficilement qu'après une délivrance à terme. Ici encore, il y a des lochies d'une durée proportionnelle au temps nécessaire pour que l'involution s'effectue; en effet, leur prolongation excessive indique que l'élimination des éléments en dégénérescence ne se fait que lentement.

Dans un grand nombre de cas, la régression de l'utérus, après l'accouchement ou l'avortement, est interrompue avant d'être complètement terminée. Le lever prématuré, les rapports sexuels, la reprise anticipée des travaux habituels, et surtout les infections variées qui se produisent avec une si grande facilité pendant cette période, sont les causes qui déterminent le plus ordinairement cet arrêt d'involution, et cela d'autant plus facilement que l'organe aura été plus fatigué par des grossesses rapprochées. Alors, comme dans le cas d'affections puerpérales (lymphangite, péritonite, métro-péritonite), les lochies se suppriment ou deviennent moins abondantes, pendant que le retrait de l'utérus subit lui-même ce temps d'arrêt.

La sub-involution simple, état pathologique décrit, pour la première fois, par J. Simpson, en 1852 (1), serait uniquement constituée par ce fait que l'utérus reste en partie ce qu'il était pendant la grossesse ou après l'accouchement ; c'est une hypertrophie qui n'est pathologique que par suite de sa prolongation au-delà de sa durée normale, et aussi parce qu'elle prédispose activement à la métrite et aux déviations, surtout aux rétro-déviations et à l'abaissement de l'organe.

On la reconnaît à l'augmentation de volume uniforme de la matrice qui est ramollie et dont le col présente une couleur violacée, indice certain de la congestion de l'organe. C'est en effet la congestion qui doit être considérée comme la cause première de l'arrêt d'involution ainsi que je l'ai démontré ailleurs (2), c'est elle qui prépare le terrain à l'infection et qui l'éternise, c'est elle aussi qu'il faut combattre tout d'abord si l'on veut réveiller le travail régressif de l'utérus.

A ce seul point de vue, le drainage de la cavité utérine est particulièrement indiqué. Mais il y a plus, non seulement il est nécessaire de décongestionner la matrice, mais il faut encore activer la résorption des éléments en dégénérescence granulo-graisseuse et la formation des fibres musculaires normales. Simpson avait pensé que l'introduction de corps étrangers dans la cavité utérine : (tentes d'éponge ou pessaires intra-utérins), déterminerait un état passager d'hypertrophie qui serait suivi d'évolution rétrograde plus ou moins vive, lorsqu'on retirerait le stimulus artificiel. Je ne crois pas que le drainage, tel que je l'emploie, agisse de cette façon, car j'ai toujours vu la tendance à

(1) Morbid deficiency and morbid excess in the involution of the uterus after delivery. *Edinburg medical Journal*, 1852.

(2) Jules Chéron. Pathogénie des affections utérines, loc. cit.

la régression apparaître dès les premiers jours et l'utérus revenir progressivement sur lui-même jusqu'à l'expulsion du drain. Tout d'abord la température utérine s'abaisse, puis le col pâlit et la décoloration s'accentue peu à peu, en partant des insertions vaginales, pour gagner finalement le pourtour de l'orifice externe.

Pendant ce temps l'utérus diminue de volume et prend une consistance de plus en plus ferme. C'est du reste ce qui se passe dans l'involution normale. Mais la comparaison doit être poussée plus loin. Nous avons vu le rôle excrémentitiel joué par les lochies sanglantes, puis sanguinolentes, séro-purulentes et purulentes; la quantité de noyaux, de globules de pus et de corpuscules graisseux contenue dans les lochies pourrait en quelque sorte (en dehors de la lactation, bien entendu) servir à mesurer la rapidité du travail d'involution, puisque les lochies correspondent aux déchets des transformations histologiques qui se passent dans la profondeur de l'organe.

Or, si, dans un cas de sub-involution, nous avons recours à l'application d'un drain en crins de Florence, nous voyons tout d'abord survenir dans les sept ou huit premiers jours, un écoulement sanguin avec le drain en érigne, sanguinolent avec le drain en anse ; puis cet écoulement est remplacé par un écoulement séro-muqueux, quelquefois purulent ; ces excrétions de diverse nature continuent, sans autre interruption que le temps des règles, pendant six à huit semaines, dans certains cas, pendant trois à quatre semaines dans d'autres. N'y a-t-il pas là un fait digne d'attention et n'est-il pas permis de penser qu'il se fait, dans les tissus utérins, les mêmes transformations histologiques que pendant l'involution naturelle, alors que tous les phénomènes extérieurs, depuis la diminution de volume, de poids, de consistance et de vascularisation jusqu'aux écoulements, rappellent d'une façon aussi exacte le tableau de la régression physiologique ? Je crois que les observateurs seront frappés, comme je l'ai été moi-même, de cette analogie qui existe entre la nature de l'écoulement que produit le drainage et l'écoulement lochial.

Ici trouve sa placé une remarque importante sur laquelle j'attire l'attention du lecteur :

Après le drainage, l'écoulement est tantôt séro-purulent, puis franchement purulent, tantôt séro-muqueux et plus tard tout à fait muqueux ; ce n'est pas à dire pour cela que le drainage provoque la suppuration de la muqueuse utérine dans la première catégorie de faits alors qu'il ne la provoque pas dans la seconde. Ce qui est exact, c'est que l'écoulement est exagéré par la présence du drain, mais la nature des sécrétions reste ce qu'elle était avant l'application de ce drain ; en d'autres termes, les malades qui ont des écoulements purulents pendant le drainage sont celles qui avaient auparavant des pertes purulentes ; les malades qui avaient seulement des pertes muqueuses avant le drainage n'ont que de l'écoulement séro-muqueux pendant le drainage.

Les tiges galvaniques de Simpson, employées dans la sub-involution avaient le grave inconvénient de s'opposer à l'évacuation facile des sécrétions utérines, aussi ne faisaient-elles qu'augmenter la congestion et l'engorgement, déterminant ainsi ce semblant d'hypertrophie auquel on attribuait un rôle curatif. Une fois la tige retirée, la matrice revenait sur elle-même par suite de l'augmentation de la contractilité des fibres musculaires produite par l'introduction d'un corps étranger dans la cavité utérine, la réduction de volume, accompagnée de pertes blanches abondantes, semblait d'autant plus considérable que l'irritation produite par la tige avait été plus prononcée. C'est ainsi qu'il faut comprendre, à mon avis, les soi-disant alternatives d'hypertrophie et d'atrophie produites par la méthode de traitement préconisée par Simpson. J'ai déjà dit que le drainage de la cavité utérine ne donne lieu à aucun phénomène de ce genre, ce qui est dû à l'évacuation facile des sécrétions, en un mot à l'action de drainage proprement dit qui modifie d'une manière favorable l'endométrite concomitante.

b) Endométrite de la cavité utérine. — L'endométrite de la cavité utérine se présente, au point de vue clinique, sous deux formes différentes, en laissant de côté, pour le moment, l'endométrite exfoliante dont nous parlerons plus loin ; ces deux formes sont : 1° la *forme hémorrhagique* et 2° la forme leucorrhéique, encore appelée forme glandulaire, *forme purulente*. A cette dernière correspondent histologiquement, l'endométrite glandulaire hypertrophique et l'endométrite glandulaire hyperplasique qui se distinguent par ce fait que, dans l'endométrite glandulaire hypertrophique il y a simplement augmentation de volume des glandes tandis que dans l'endométrite glandulaire hyperplasique, le nombre des glandes est augmenté en même temps que leur volume. A la forme hémorrhagique correspond, pour l'histologiste, l'endométrite interstitielle, qui se caractérise par la prolifération embryonnaire ou conjonctive du tissu interglandulaire, par la compression des glandes qui deviennent kystiques en certains points, qui disparaissent même complètement en d'autres points, et par le développement exagéré des capillaires avec extravasations sanguines sous l'épithélium et dans la profondeur de la muqueuse.

1° *Endométrite hémorrhagique.* — Lorsque l'endométrite hémorrhagique est ancienne, lorsque le tissu interglandulaire est transformé en tissu conjonctif adulte, on comprend que le drainage de la cavité utérine soit insuffisant à ramener la muqueuse à son état normal. Dans ces conditions, il n'y a pas d'autre ressource que d'enlever complètement la muqueuse avec la curette et de surveiller la formation de la muqueuse nouvelle. Pour remplir cette dernière indication, le drainage de la cavité utérine peut être utilisé avec grand avantage, ainsi que je le montrerai plus loin. (Voir : *drainage après curettage.*)

Mais, dans bien des cas, on a l'occasion de voir les malades avant que les lésions conjonctives aient abouti à la sclérose de la muqueuse, avant que le réseau capillaire se soit développé d'une façon considérable, avant qu'il y ait des extravasations sanguines dans la muqueuse. Des hémorrhagies abondantes peuvent exister sans que l'endométrite interstitielle soit très accentuée, lorsqu'aux altérations de la muqueuse s'ajoute l'effet de la sub-involution utérine. C'est dans ces conditions que j'ai souvent fait disparaître les phénomènesh émorrhagiques en pratiquant l'ignipuncture profonde du col, sans toucher à la cavité utérine. Grâce à cette opération trop délaissée aujourd'hui, on combat efficacement l'arrêt d'involution de l'utérus, l'organe acquiert une vitalité nouvelle, il se décongestionne, il diminue de volume et la muqueuse elle-même revient à l'état normal lorsque le parenchyme utérin qui la supporte a repris sa structure normale. Ce que fait l'ignipuncture, le drainage de la cavité utérine le fait également au point de vue de la guérison de la sub-involution ; en outre, par l'excitation permanente de la muqueuse utérine, il modifie directement cette muqueuse et produit une contraction des vaisseaux qui ne peut être que favorable, en même temps que, par l'action de drainage proprement dit, il soustrait l'épithélium de revêtement à l'action nocive des sécrétions qui sont éliminées à mesure de leur formation.

2° Endométrite glandulaire leucorrhéique ou purulente ; leucorrhée utérine. — Lorsque la muqueuse des organes creux est le siège d'une lésion, il en résulte une hypersécrétion séro-muqueuse ou muco-purulente dont les produits s'écoulent avec d'autant plus de difficulté que l'orifice naturel de sortie est plus étroit. Traiter, dans ce cas là, les organes creux comme un foyer purulent qui ne laisse s'écouler le pus qu'avec difficulté, c'est-à-dire en pratiquer le drainage est chose rationnelle, aussi comprend-on les tentatives de Greenhalgh, celles de Cogklan et mieux encore celles plus récentes de Schwarz (de Halle.)

Dans l'endométrite, la muqueuse de l'utérus présente une plaie suppurante dont les produits d'excrétion peuvent être très abondants lorsque celle-ci devient catarrhale. Deux à trois

centimètres cubes et quelquefois plus de liquide purulent sont
retenus dans la cavité utérine lorsque le boursouflement de
la muqueuse, l'étroitesse, la flexuosité, la longueur, la formation de valvules du canal cervical n'en permettent pas l'écoulement rapide. Ajoutons à ces causes de ralentissement de
l'excrétion, la consistance du produit excrété, l'absence de réaction de l'organe qui souvent, en pareil cas, a perdu l'activité
tonique en vertu de laquelle il réagit sur son contenu pour le
chasser au dehors, les flexions qui font obstacle au muco-pus
comme au flux menstruel dont le passage à travers la partie
rétrécie et le canal cervical malade produisent de véritables
douleurs expultrices. Enfin, il convient de mentionner certains
états morbides qui accompagnent fatalement l'endométrite,
c'est-à-dire la congestion et l'engorgement qui augmentent
le volume de l'utérus et l'étroitesse de ses orifices cervi-
caux.

Lorsque l'utérus est le siège d'une sécrétion muco-purulente,
cette sécrétion retenue par les causes mentionnées précédemment, tend à s'épaissir, à se concréter pour ainsi dire. Ce contact permanent et la résorption qui en est la conséquence four-
nissent les conditions d'une septicémie latente d'où résultent
de nombreux troubles dyspeptiques, cardiaques, pulmonaires
et assurément le facies utérin que j'ai vu disparaître si promptement, dans un certain nombre de cas, à la suite de l'application du drainage.

Le contact permanent du muco-pus avec la muqueuse de
l'utérus joue le même rôle qu'une sécrétion morbide analogue
retenue dans un foyer purulent. De là découle cette même
indication : favoriser, dans les deux cas, l'écoulement constant
des produits de sécrétion à l'aide du drainage, s'il est possible
d'en faire l'application.

Pour qu'une plaie guérisse promptement, il faut qu'elle soit
débarrassée de ses produits de sécrétion au fur et à mesure
de leur production ; ce fut là le but que poursuivait, avec un
si grand succès, la découverte de Chassaignac. Or, rien n'est
plus rationnel que d'appliquer ce principe au traitement de la

métrite interne si rebelle à toute médication. Cette difficulté que le médecin éprouve à guérir d'une façon sérieuse et durable l'endométrite catarrhale ou purulente, malgré le traitement général et les applications topiques de toutes sortes (injections intra-utérines, applications de cathérétiques ou de caustiques, cautérisation ignée, etc.), il faut en chercher la cause dans la rétention des produits excrétés.

Je m'étais demandé parfois si l'une des causes . d'agrandissement de la cavité utérine ne serait pas la distension par rétention des produits excrétés, et si en dehors de l'altération du parenchyme de l'utérus et la régression incomplète qu'on a considérées, à juste titre, comme les facteurs de cette amplitude morbide, la difficulté à l'écoulement des produits de sécrétion hors de la cavité utérine n'aurait pas lieu d'entrer en ligne de compte. C'est surtout depuis que je m'occupe de la question du drainage de l'utérus que mon opinion s'est faite à ce sujet.

J'ai souvent observé le fait suivant : Une malade se présente avec tous les signes d'une endométrite purulente du corps de l'utérus ; lorsqu'on introduit l'hystéromètre dans la cavité du corps, on trouve cette cavité augmentée de volume dans tous ses diamètres ; il y a une sensibilité vive lorsqu'on exerce, avec le bec de l'instrument, une pression légère sur les parois antérieure et postérieure et sur le fond de l'organe ; l'isthme ne présente de difficulté à se laisser franchir que par suite d'une déviation du corps : antéflexion ou rétroflexion. Au moment où on retire l'hystéromètre, un flot purulent vient jaillir à l'orifice cervical externe. Dans ces conditions, et la mesure exacte de la longueur de la cavité utérine ayant été notée, on place un drain dans la matrice, après avoir redressé manuellement l'organe autant que cela est possible. Au bout de peu de jours, on peut déjà constater, à l'examen bi-manuel, que le volume du corps de l'utérus s'est notablement réduit dans toutes ses dimensions ; on peut aller plus loin et, retirant le drain pour cela, on peut pratiquer une nouvelle hystérométrie. On voit alors que le bec de la sonde ne tourne plus facilement dans la cavité et que la longueur de celle-ci est bien réellement diminuée. Un résultat aussi rapide ne peut s'expliquer que par la raison donnée plus haut : dans l'agrandissement de la cavité utérine, une part importante revenait à la distension paralytique des parois due à la rétention des produits sécrétés. Le drainage a fait immédiatement cesser la rétention en même temps que se réveillait la contractilité des fibres musculaires, et ·le corps de l'utérus est revenu sur lui-même autant que le permettaient les altérations concomitantes du parenchyme : régression incomplète ou métrite.

Une autre preuve de la réalité de cette distension des parois de la cavité utérine résulte de ce fait qu'on peut trouver une augmentation de longueur du corps de la matrice, chez des malades qui n'ont jamais eu ni enfant, ni fausse couche. Or ce phénomène, très rare dans les conditions que je viens de rappeler et dont je montrais récemment un exemple aux auditeurs de ma clinique, ne s'observe que chez des personnes atteintes d'endométrite avec obstacle mécanique à l'évacuation facile des produits de sécrétion.

On comprend, par ces considérations, toute l'importance du drainage de la cavité utérine dans l'endométrite chronique avec leucorrhée utérine. Le muco-pus ou le pus n'ayant plus le temps de se concréter dans la matrice et restant en quelque sorte fluidifiés, s'échappent facilement, grâce à la présence du drain, et n'entravent plus la réparation de la muqueuse.

Les altérations hypertrophiques ou hyperplasiques, glandulaires ou interstitielles de cette membrane sont détruites peu à peu par une sorte de fonte purulente, dont l'abondance de l'écoulement donne la mesure. Celui-ci persiste pendant cinq à six semaines et au delà, suivant l'état de l'utérus, diminue de plus en plus et finit par se supprimer complètement. A ce moment, une muqueuse nouvelle s'est constituée et on peut considérer la malade comme guérie.

Il est bon de rappeler que l'endométrite chronique est fréquemment la complication de la régression incomplète et de la métrite chronique. En outre de tous les avantages déjà énumérés, le drainage de la cavité utérine présente aussi, comme je l'ai exposé plus haut, l'avantage de modifier de la façon la plus utile et la plus persistante, ces complications multiples auxquelles revient une part plus ou moins grande dans les souffrances et les troubles divers accusés par les malades. Ce n'est donc que pour la facilité de l'exposition que nous avons étudié séparément la congestion chronique, la métrite parenchymateuse, l'endométrite chronique, la régression incomplète, etc. ; le plus souvent ces états morbides s'associant de diverses façons chez le même sujet, rien ne serait moins clinique que de poursuivre le traitement de l'un d'entre eux à l'exclusion de tous les autres.

Le nombre des endométrites hémorrhagiques compliquées de sub-involution utérine que j'ai soumises au drainage d'emblée et sans curettage préalable est de treize ; dans dix de ces cas, une seule application du drainage a permis d'obtenir la disparition définitive des ménorrhagies et de ramener l'utérus à des dimensions qu'on peut considérer comme à peu près normales chez les multipares ; dans trois cas seulement, j'ai été obligé, pour arriver à ce résultat, de recourir deux fois au drainage chez la même malade, la diminution de volume de l'utérus ne m'ayant pas paru suffisante à la suite de l'application du premier drain.

Le temps nécessaire pour l'expulsion du drain a varié, dans cette catégorie de faits, de quarante à soixante jours. La diminution de longueur de l'utérus a été notable dans tous les cas, et cela d'autant plus que l'organe était plus volumineux avant le drainage. C'est ainsi que, chez plusieurs malades, la matrice a diminué de 1 cent. 1/2, alors qu'elle mesurait 9 centimètres avant le début du traitement. Mais je n'ai jamais obtenu, comme résultat final, la réduction de l'utérus au-dessous de 7 centim. et même lorsqu'on ne constatait que 8 centimètres de profondeur avant de placer le drain. Une longueur totale de 7 centim. peut du reste être considérée comme à peu près normale chez les multipares. Les trois cas qui ont nécessité deux applications successives du drain sont ceux dans lesquels la cavité utérine mesurait au moins 9 cent. 1/2 lors du premier examen.

Il est bon d'ajouter enfin que, dans cinq cas, il y avait, en plus de l'endométrite hémorrhagique et de la sub-involution, un degré plus ou moins marqué d'abaissement de l'utérus. A ce propos, je dois faire quelques remarques afin de bien préciser le sens que j'attache à ce terme d'abaissement.

Après l'accouchement, tous les ligaments suspenseurs de l'utérus tendent à subir le même travail de régression que cet organe lui-même, mais ils ne reprennent pas habituellement toute la puissance qu'ils possédaient avant la grossesse. Si donc la matrice revient mal sur elle-même, si elle conserve un poids et un volume exagérés, ainsi que cela arrive dans la sub-involution simple, l'appareil suspenseur sera insuffisant à sa tâche et il se produira de l'abaissement. L'abaissement est considéré par les auteurs comme le premier degré de prolapsus; il n'en est rien cependant, à mon avis. Dans la descente, prolapsus ou chute, l'utérus s'engage suivant l'axe du vagin et par suite la pression abdominale tend à chasser l'organe hors de la cavité pelvienne avec d'autant plus de facilité qu'elle exerce, d'une part, son action sur toute la surface du fond de la matrice et que, d'autre part, le vagin distendu, la vulve souvent entr'ouverte et plus ou moins déchirée, n'offrent aucune résistance à cette propulsion. Une rétroversion légère est donc la condition première du prolapsus.

Par abaissement, j'entends au contraire cet état dans lequel l'utérus trop lourd et mal soutenu, conservant son antéversion normale, vient, par son col, s'enfoncer dans la paroi vaginale postérieure, y prendre appui et s'y creuser une sorte de loge. Ici la pression abdominale ne peut qu'exagérer l'antéversion, puisqu'elle agit sur la face postéro-supérieure de l'organe. Cet état n'a donc aucun rapport avec le prolapsus.

En présence d'un cas de ce genre, il y a lieu de tonifier autant que possible les ligaments utérins et de réveiller l'involution de la matrice, de manière à diminuer son poids et son volume ; on s'adresse ainsi à la fois aux deux causes de l'abaissement.

Par le fait même qu'il diminue la sub-involution, le drainage combat aussi, jusqu'à un certain point, l'atonie de l'appareil suspenseur de l'utérus, en activant la circulation des vaisseaux utéro-ovariens qui prennent une si grande part dans la constitution des ligaments utérins et principalement des ligaments larges. Ce résultat est d'autant plus facilement obtenu qu'en diminuant le poids de la matrice, on agit déjà indirectement sur son appareil suspenseur ; ce dernier, allégé d'une partie de sa tâche, se repose en quelque sorte, et peut reprendre complètement son autonomie s'il n'a pas été trop longtemps surmené, et si, par cela même, il n'a pas subi une véritable dégénérescence.

Observation XXVIII.

Endométrite hémorrhagique avec sub-involution utérine. — Drainage.— Réduction en six semaines.

Marie B..., 21 ans, entre dans mon service de Saint-Lazare, le 10 mai 1886, avec le diagnostic : ulcération de la cavité du col.

Réglée à 14 ans ; l'établissement de la menstruation a été difficile et les règles ne sont devenues régulières qu'au bout d'un an et demi ; elles duraient trois jours, peu abondamment ; douleurs dans la région des reins le premier jour de l'écoulement.

Mariée à 15 ans et demi, elle a eu un accouchement à terme à l'âge de 17 ans ; cet accouchement fut naturel et facile, non suivi d'accidents, mais la malade se leva dès le neuvième jour et se fatigua dès cette époque. Aussi fut-elle prise de vives douleurs de reins, de pesanteurs dans le bas-ventre, d'envies fréquentes d'uriner et de pertes blanches abondantes ; à plusieurs reprises elle a été soignée, dans mon service, pour une ulcération du col.

Avortement de trois mois à 21 ans, un second avortement de cinq mois à 22 ans. A la suite de ces fausses couches, repos très insuffisant de quatre jours pour la première et de six jours pour la seconde.

Actuellement la malade se plaint des troubles suivants :

Douleurs dans la région des reins et au niveau des aines, sensation de pesanteur, dans le bas-ventre, rendant la marche pénible : flueurs blanches habituelles : règles plus abondantes qu'autrefois et durant dix jours chaque mois. Bon appétit, mais gonflement de l'estomac après les repas avec bouffées de chaleur au visage, digestions lentes, constipation opiniâtre. Mictions très fréquentes.

Au toucher : Utérus mobile, mais lourd, volumineux ; déchirure double de l'orifice externe avec léger renversement des deux lèvres ; le corps déborde le col, surtout dans le cul-de-sac postérieur. Antéversion normale et léger degré d'abaissement sur le plancher vaginal. La consistance est intermédiaire à celle de la congestion et à celle de la métrite scléreuse ; sensibilité peu marquée.

Au spéculum : col volumineux, violacé ; double déchirure moins évidente qu'au toucher ; avec un ténaculum on produit un double ectropion des deux lèvres et on peut voir les deux tiers du canal cervical rouge luisant, recouvert par places de muco-pus concrété.

Le cathétérisme donne 85 millimètres ; la cavité utérine est élargie.

Le curettage d'exploration montre que la muqueuse est épaissie, mais dans d'assez faibles proportions ce qui permet d'espérer de bons résultats du drainage.

Température intra-utérine 38°7.

Diagnostic : endométrite hémorragique avec sub-involution ; déchirure et ectropions en voie d'évolution.

Pendant quinze jours on se contente du traitement suivant : scarifications et pansements glycérinés ; attouchements de la muqueuse utérine avec une solution de résorcine ; injections vaginales chaudes ; frictions sédatives sur la région lombo-sacrée.

À la fin du mois de mai, surviennent les règles qui sont abondantes et durent neuf jours.

Le 8 juin, j'introduis dans la cavité utérine un drain en anse.
Pansements glycérinés.

Repos de six jours au lit, après lesquels la malade se lève et marche dans les salles sans se préoccuper de son drain. Écoulement muco-purulent plus abondant qu'avant le drainage, mais pas de douleurs ; en même temps, la sensation de pesanteur dans le bas-ventre diminue.

On continue les pansements glycérinés et les injections vaginales chaudes.

Le 25 juin. — Au toucher on ne retrouve plus la saillie que faisait le corps à la base du col, au niveau de sa face postérieure ; le talon du drain commence à sortir. Au spéculum, la moitié environ des lèvres du col a pris une teinte rosée ; le pourtour de l'orifice externe reste violacé, mais la teinte est moins sombre que lors de l'application du drain.

Même traitement. L'écoulement muco-purulent persiste.

Le 28 juin, menstruation non douloureuse. On recommande à la malade de garder le lit pendant ses règles qui durent cinq jours seulement.

Le 15 juillet, le drain sort de deux centimètres ; le col ne touche plus le plancher vaginal ; il est moins volumineux et la matrice, dans son ensemble, s'est notablement réduite. L'écoulement est de moins en moins abondant. Presque toute la surface du museau de tanche est décongestionnée.

Le 28 juillet, le drain est expulsé pendant la nuit ; coliques utérines assez vives qui réveillent la malade.

Le 23 juillet, l'utérus est normal au spéculum ; à l'hystéromètre on trouve 7 cent. 1/2 ; la température, prise dans la cavité utérine, est de 37°8.

Le 26 juillet, les règles surviennent et ne durent que cinq jours. Le curettage d'exploration montre que la muqueuse a repris son épaisseur normale. La malade, qui ne souffre plus, obtient son exeat quelques jours plus tard.

Observation XXIX (résumée.)

Endométrite hémorrhagique avec sub-involution. — Drainage. —
Régression et modification des ménorrhagies.

Éléonore D..., 25 ans, entre dans mon service avec le diagnostic de vaginite des culs-de-sac, le 5 juin 1885.

Réglée à 13 ans et 1/2. Mariée à 15 ans. Deux accouchements à terme, le premier, il y a huit ans, le second, il y a deux ans. Repos de neuf jours après chacun d'eux.

Douleurs dans la région lombo-sacrée et dans le bas-ventre. Pertes muco-purulentes. Les règles sont devenues abondantes depuis deux ans et durent neuf jours, avec des avances de quatre à cinq jours chaque mois.

Examen : Utérus mobile, plus volumineux qu'à l'état normal, en position physiologique, sensible à la pression, surtout au niveau du fond. Rien d'anormal du côté des annexes.

Hystérométrie : 8 cent.

Curettage d'exploration : Muqueuse un peu épaissie surtout au niveau du fond de la cavité et dans les angles.

Diagnostic : Endométrite hémorrhagique avec sub-involution.

Traitement : Application d'un drain en anse le 20 juin ; pansements glycérinés et injections vaginales chaudes.

Repos de six jours au lit. Écoulement muco-purulent abondant.

Règles le 1er juillet, non douloureuses, un peu moins abondantes que précédemment, et ne durant que sept jours (au lieu de neuf jours).

Écoulement muco-purulent ; même traitement pendant tout le mois de juillet. Réduction progressive du volume du corps et du col. Décongestion graduelle du museau de tanche. Le drain commence à sortir à la fin du mois de juillet.

Règles le 2 août ; expulsion du drain le premier jour avec quelques tranchées utérines. Lavements laudanisés après l'expulsion du drain. Les règles ne durent que cinq jours et sont d'une abondance modérée.

Disparition des douleurs. Longueur de l'utérus : 7 cent. 1/2.

Exeat le 18 août 1886.

Observation XXX.

Endométrite hémorrhagique avec sub-involution et abaissement.—
Relèvement de l'utérus. — Régression. — Guérison des ménorrhagies par le drainage.

Marie G..., 25 ans, entre dans mon service de Saint-Lazare, le 7 février 1886, avec le diagnostic : vaginite.

Réglée à 14 ans et demi, toujours régulièrement, peu abondamment pendant 4 à 5 jours chaque mois. Les règles étaient douloureuses avant le mariage, qui a eu lieu à 18 ans, mais depuis lors elles n'amènent que quelques malaises.

La malade est venue, à plusieurs reprises, dans mon service de Saint-Lazare et en particulier pour une bartholinite à répétition que j'ai dû opérer, il y a plusieurs années. Il y a sept mois, la malade, après une suppression complète de la menstruation pendant trois mois, a eu une perte très abondante de sang mélangé de caillots (fausse couche probable). Néanmoins elle ne prit aucun repos au lit à ce moment. Depuis lors, elle éprouve une sensation de pesanteur pénible dans le bas-ventre, des tiraillements au niveau des aines, des douleurs dans la région lombo-sacrée et des envies fréquentes d'uriner. Pertes blanches abondantes. Les règles n'ont pas manqué depuis cette époque ; elles durent 8 à 9 jours au lieu de 4 à 5 jours et sont plus profuses.

La santé générale est encore bonne ; les troubles digestifs sont peu accentués.

Au palper, on ne constate aucune tumeur abdominale. Au toucher utérus abaissé, frottant contre le plancher vaginal ; quand on soulève le col de 1 à 2 cent., la malade accuse une sensation de bien-être. Orifice externe déchiré à droite, sur une faible étendue ; peu de renversement des lèvres du col, qui a une consistance un peu mollasse.

Par l'examen bi-manuel on constate la mobilité complète de l'utérus, sa position en antéversion exagérée, son volume augmenté d'une façon assez régulière. Intégrité des annexes.

A l'examen au spéculum, vaginite des culs-de-sac, col violacé, volumineux ; orifice externe entr'ouvert, écoulement utérin peu abondant.

La cathétérisme permet de constater que la matrice est bien en antéversion ; elle mesure 8 centimètres. Température intra-utérine : 38·2.

Curettage d'exploration : Muqueuse épaissie sans grosses fongosités. Diagnostic : Endométrite hémorrhagique avec sub-involution et abaissement. Vaginite des culs-de-sac.

Après avoir dilaté le canal cervical, je pratique un lavage de la cavité utérine avec de l'eau phéniquée à 2 °/.; le col se décolore assez rapidement, ce qui me permet de porter un pronostic favorable. Séance tenante, je place un drain en anse. Tampon iodoformé sur le col et dans les culs-de-sac pour agir contre la vaginite.

La malade garde le lit pendant huit jours ; tous les matins on lui fait une injection vaginale chaude contenant une cuillerée de coaltar saponiné.

Le 20 février, la malade a ses règles sans douleur. Elle garde le lit pendant leur durée, qui est de huit jours. Le 27 février, on constate, par l'examen bi-manuel, une légère diminution de volume de la matrice, surtout appréciable par la diminution de poids de l'organe et la réduction des diamètres transversaux du corps utérin. Au spéculum, le col paraît moins gros, sa teinte est moins foncée, surtout à la périphérie. La vaginite s'est amendée. Badigeonnage des culs-de-sac avec de la teinture d'iode. Pansement glycéro-tannique (glycérine, 10 p.; tannin, 1 p.)

La malade se lève et marche dans la salle comme ses compagnes. Elle sent beaucoup moins de pesanteur dans le bas-ventre et de tiraillements des aines. Les envies fréquentes d'uriner ont disparu. Le sommeil est excellent. Les pertes blanches sont peu abondantes.

L'amélioration continue jusqu'au 18 mars. A cette date, les règles surviennent avec quelques douleurs expultrices et ne durent que six jours avec une abondance moyenne. Le drain est chassé au milieu de la journée: les autres jours se passent sans douleur.

Le 24 mars, la malade demande son exeat. On trouve la matrice ne frottant plus contre le plancher vaginal, même pendant la station debout. La cavité utérine mesure 7 cent. 1/2 ; la température est de 37°8. Le col est normal et la vaginite n'existe plus.

Marie G... quitte le service complètement guérie à la fin du mois de mars 1886.

OBSERVATION XXXI.

Endométrite hémorrhagique avec sub-involution et abaissement. Drainage. Même résultat.

Léocadie R..., 23 ans, entre dans mon service de Saint-Lazare, le 10 février 1883 avec le diagnostic de végétations vulvaires et anales. Il existe en effet de nombreux papillomes de forme très variée au niveau des grandes et petites lèvres, du périnée et du pourtour de l'anus. Nous laisserons de côté cette partie de l'observation.

Réglée à 13 ans, irrégulièrement pendant deux ans et régulièrement à partir de 15 ans. Un enfant à terme à 16 ans et demi ; accouchement naturel et facile, repos de 9 jours seulement au lit. Pas d'accidents.

Un second enfant deux ans après ; lever huit jours après l'accouchement, qui ne présenta rien d'anormal. Pas d'allaitement à la suite de ces deux grossesses.

Depuis cette époque la malade est sujette aux pertes blanches qui pourtant ne sont pas très abondantes. Les règles sont devenues profuses et durent neuf jours avec des avances de six jours chaque mois. Douleurs dans le ventre, avec sensation de pesanteur et de tiraillement au niveau des aines surtout pendant la marche et la station debout. Digestions lentes et difficiles, constipation habituelle. Bon sommeil.

Le palper ne fait rien découvrir d'anormal ; au pincement de la peau de la région hypogastrique la douleur est très vive (névralgie lombo-abdominale) ; ventre très dépressible ; le corps de l'utérus est en avant derrière le pubis, un peu augmenté de volume.

A l'examen bi-manuel, utérus mobile, en antéversion, culs-de-sac dépressibles ; rien du côté des annexes ; les ovaires sont peu sensibles à la pression et ne sont pas augmentés de volume. Au toucher debout, le col, porté en arrière, frotte contre le plancher vaginal dans lequel il s'est fait une loge ; quand on le soulève, la malade éprouve une sensation de bien-être.

Au spéculum : col violacé, volumineux ; orifice externe entr'ouvert.

Le cathétérisme donne 8 cent. et demi. Température intra-utérine : 38°7. La curette ramène des lambeaux d'une muqueuse mollasse, un peu hypertrophiée.

Lavage de la cavité utérine. Mise en place d'un drain en anse. Pansement glycériné.

Quelques légères coliques utérines les trois premiers jours. Cataplasmes laudanisés sur le ventre. Frictions, sur les reins, avec un mélange de chloroforme, d'éther et d'alcool camphré. Ecoulement muco-purulent abondant. Injections vaginales chaudes boratées trois fois par jour. Deux pansements glycérinés par semaine. Les règles surviennent le 23 février et durent huit jours, sans douleurs ; pendant ce temps la malade garde le lit par précaution.

A partir de la fin du mois, l'écoulement purulent est moins abondant ; on ne fait plus que deux injections par jour, les pansements glycérinés sont continués ainsi que les frictions sur la région lombaire. La malade ne se préoccupe plus de son drain ; les sensations de pesanteur dans le bas-ventre et de tiraillement des aines ne sont plus perçues que vers la fin de la journée, lorsque la station debout a été par trop prolongée.

A chaque visite on constate la décongestion de plus en plus notable du col. Le drain commence à sortir de la cavité utérine.

Les époques reviennent le 23 mars et durent jusqu'au 20 sans douleurs. Elles sont moins abondantes que d'habitude. Repos au lit pendant ce temps.

Le 27 mars, au toucher debout, on ne trouve plus le col frottant contre la paroi postérieure du vagin ; le talon du drain sort de deux centimètres ; l'écoulement est très réduit ; le museau de tanche est à peu près complètement décoloré.

Le 10 avril, expulsion du drain avec quelques tranchées utérines.

A cette époque l'abaissement a disparu, l'utérus est allégé, il mesure 7 centimètres et demi à l'hystéromètre et la température intra-utérine est de 37°7. Les règles reviennent le 21 avril, durent six jours et sont d'abondance modérée. La malade se sent tout à fait bien et demande son exeat qui lui est accordé le 20 avril.

Les observations suivantes XXXII à XL ne présentant aucun intérêt spécial, je crois inutile de les publier ici ; mais je tiens à répéter que, dans tous les cas qui précèdent, c'est surtout dans le but de combattre la sub-involution utérine que j'ai eu recours au drainage, beaucoup plus que pour guérir les endométrites légères et faiblement hémorrhagiques qui accompagnaient la sub-involution. On verra, du reste, plus loin que je n'ai nullement la prétention de remplacer le curettage par le drainage ; lorsqu'il existe des altérations anciennes et profondes de l'endomètre, l'abrasion de la muqueuse utérine à l'aide de la curette est une opération excellente qu'on ne peut suppléer par aucun autre moyen thérapeutique. Ce que j'ai voulu démontrer, c'est que, loin d'aggraver l'endométrite, le drainage de la cavité utérine à l'aide du drain en crin de Florence a eu au contraire pour résultat la disparition des ménorrhagies légères qui existaient avant l'introduction du drain, en même temps que l'utérus diminuait de volume jusqu'à revenir à des dimensions qu'on peut considérer comme à peu près normales, chez des multipares.

Ma statistique de drainage de la cavité utérine pour *endométrite purulente* avec sub-involution est de seize cas (observation XLI à LVI) ; dans cette série comme dans la précédente (endométrite hémorrhagique avec sub-involution) la diminution de volume de l'utérus a été rapide ; quant aux écoulements, après avoir subi, dans les premiers jours de l'application du drainage, une augmentation passagère, ils se sont réduits peu à peu jusqu'à devenir insignifiants.

L'action bienfaisante du drainage, dans cette variété d'endométrite a été encore plus manifeste que dans les endométrites hémorrhagiques et j'ai pu, dans tous les cas, en faisant le curettage d'exploration avant et après le drainage, constater directement la diminution d'épaisseur de la muqueuse, diminution d'épaisseur qui a été notable dans quelques cas. Cela se comprend du reste facilement, en se rappelant les caractères histologiques de l'endométrite glandulaire ; une muqueuse mollasse, hypertrophiée, dont les glandes sont augmentées de nombre et de volume, mais dont le tissu interglandulaire est resté normal, est plus facilement modifiée par le contact permanent du drain que cela ne peut avoir lieu dans le cas d'endométrite interstitielle.

Dans ce groupe de faits le drain est resté en place de 50 à 65 jours ; c'est le drain en anse qui a donné les meilleurs résultats et c'est ce drain que j'ai employé dans presque tous les cas d'endométrite purulente, sauf cependant au début de mon expérimentation, alors que je n'avais à ma disposition que le drain en érigne. Tel est le fait suivant :

OBSERVATION XLI.

Endométrite purulente avec subinvolution. Drainage. Fonte purulente des fongosités.

Le 7 octobre 1884, la nommée Pauline G... entre à Saint-Lazare, salle Sainte-Marie, lit 8. Elle a eu deux enfants et deux fausses couches ; la dernière fausse couche, de 4 mois et demi, a eu lieu il y a quinze mois. Elle est atteinte d'ulcération fongueuse du col.

Pertes muco-purulentes très abondantes. Menstruation à peu près normale. Douleurs habituelles des métrites.

L'examen par le toucher démontre l'existence d'un utérus gros, court et empâté, peu mobile et peu sensible au toucher. Les lèvres du col sont mollasses et le canal cervical, largement dilaté, permet l'introduction du doigt jusqu'à la seconde phalange.

Au spéculum, on constate l'existence d'une ulcération fongueuse, mentionnée sur le certificat d'entrée et le volume considérable du col qui mesure 38 millimètres au cervicimètre. La cavité utérine, largement ouverte, présente une longueur de près de dix centimètres. La mensuration de la cavité utérine faite sans difficulté et sans résistance amène du sang, et le cathéter se meut dans une grande cavité, dont les parois sont probablement parsemées de fongosités. La curette d'exploration permet de retirer quelques-unes de ces fongosités, ce qui confirme le diagnostic.

Au lieu de pratiquer le curettage, je préfère tenter, en pareil cas, l'application du drainage, dans le but d'obtenir la fonte purulente des fongosités.

L'application d'un drain, composé de 18 brins de crin de Florence, est faite, sans difficulté, le 4 novembre 1884. Un écoulement de sang en est immédiatement la conséquence. La malade est mise au repos et à l'usage du bromure de potassium. Elle éprouve de très légères coliques, du 4 au 9 novembre et pendant tout ce temps-là,

il se fait un écoulement de sang à peu près égal à celui que la malade éprouve pendant ses règles. A partir de ce moment, l'écoulement
commence à se modifier, à devenir plus muqueux, et à partir du 20
novembre, il n'y a plus de sang dans l'écoulement qui est devenu
tout à fait muco-purulent et qui est très abondant.

Les règles ne paraissent pas dans ce mois-ci, non plus que dans
le mois suivant, remplacées, sans doute, par l'écoulement muco-
purulent très abondant produit par le drain.

Dans les premiers jours de janvier, l'écoulement commence à
diminuer et il se supprime complètement vers la fin de la première
quinzaine du même mois. En même temps le drain commence à
descendre et le 21 janvier, alors qu'il est sorti de la cavité utérine
d'un centimètre à peu près, il est enlevé sans difficulté et sans
résistance.

Le drain est donc resté en place du 4 novembre au 21 janvier,
c'est-à-dire 11 semaines. Pendant ce laps de temps, il y a eu 9
semaines d'écoulement.

Une fois le drain enlevé, l'examen de la cavité utérine fait à l'aide
de la curette d'exploration, permet de constater qu'il n'y a plus de
fongosités, quoique la cavité soit encore assez considérable. La
réduction de longueur est de un centimètre seulement.

Il semble que le travail de stimulation ait à peu près exclusive-
ment porté sur les fongosités tapissant la paroi.

Les règles viennent d'une façon normale dans le commencement
de février.

La malade reste encore jusqu'à la fin de mars pour guérir son
ulcération et sort guérie le 28 de ce même mois. Pendant les deux
mois qui se sont écoulés depuis que le drain a été retiré, les pertes
muco-purulentes très abondantes qui existaient auparavant n'ont
pas reparu.

OBSERVATION XLII.

Endométrite purulente avec sub-involution.— Drainage.—
Intéressant résultat.

Constance H., âgée de 23 ans, exerçant la profession de repas-
seuse, entre le 23 août 1881, dans le service, salle Saint-Vincent,
lit 10.

Elle a eu un enfant il y a dix ans et une fausse couche de six
mois et demi, il y a sept ans.

Il y a cinq ans elle eut une métrite aiguë à la suite de laquelle elle eut une pelvi-péritonite. Depuis deux ans, elle a ses

règles deux et trois fois par mois. Elle est pâle, très maigre, sans appétit ; elle a des transpirations nocturnes et elle dit avoir craché du sang à plusieurs reprises, il y a quelques mois.

L'examen des sommets fait reconnaître à droite une congestion localisée avec submatité, expiration prolongée et rudesse de la respiration. Sa carte d'entrée porte le diagnostic : métrite purulente.

En effet, rien ne peut être plus manifeste que cette maladie utérine caractérisée par un écoulement purulent très abondant. L'isthme est largement ouvert, et de l'orifice béant du col s'écoule du pus en grande quantité. La cavité mesure 85 millim.

Après avoir fait disparaître par quelques pansements osmotiques, la congestion lymphatique péri-utérine, caractérisée par un empâtement mal circonscrit, nous appliquons, le 15 septembre 1881, un drain à 18 brins de crin de Florence et la malade est mise au repos.

Quelques coliques, malgré l'emploi du bromure de potassium se font sentir pendant cinq jours, période pendant laquelle l'écoulement, de purulent qu'il était, devient séro-sanguinolent, puis il reprend l'aspect un peu plus purulent, aspect qu'il conserve pendant les 10 semaines que le drain reste en place.

La malade a repris très vite l'habitude d'aller et venir, on peut constater que son aspect devient meilleur. Elle-même accuse une amélioration de son état général. L'appétit et les couleurs sont revenus, et dès le courant du mois de novembre, on constate que la malade engraisse. Elle n'a plus de transpirations nocturnes. Il n'y a plus d'écoulement ; l'utérus mesure 7 cent.

C'est à cette époque que la poitrine est examinée de nouveau. Il existe une amélioration remarquable. S'il y a encore de la rudesse de la respiration, la congestion n'en a pas moins complètement disparu et c'est dans l'état le plus satisfaisant que la malade quitte le service, le 27 janvier 1885.

F. — Sub-involution et endométrite avec rétroflexion.
— La rétroflexion utérine est souvent en rapport avec l'arrêt de régression de la matrice après l'accouchement ou l'avortement. Le mécanisme de cette déviation est facile à comprendre et a été bien exposé par un de mes élèves, M. Dubois (1).

(1) Dubois. De la rétroflexion dans ses rapports avec l'arrêt d'involution.Th. de Paris, 1881,et *Revue médico-chirurgicale des maladies des femmes*, février et mars 1882,

Pendant la grossesse, l'utérus est le siège d'une hypertrophie générale, qui n'atteint pas les mêmes proportions dans tous les points ; elle est proportionnelle, en effet, au développement anatomique normal de chaque partie. Or, d'après M. Depaul, et la plupart des auteurs, la régression marche de l'extérieur vers l'intérieur et cette régression se fait également dans tous les points de l'utérus. Il s'ensuit que l'isthme, qui est la partie de l'organe la moins riche en fibres musculaires, et par conséquent la moins hypertrophiée à la fin de la grossesse, est la partie qui recouvre la première ses dimensions et sa texture primitives. Mais le corps de l'utérus et tout spécialement sa paroi postérieure est la partie qui subit l'hypertrophie la plus considérable et aussi celle dont l'involution sera la plus lente à s'achever. Que la régression soit interrompue à un moment quelconque, et l'isthme, à peu près revenu à son état normal, sera incapable de supporter le corps de la matrice. Les ligaments suspenseurs qui sont eux-mêmes ramollis et relâchés et dont la régression est encore plus lente que celle de l'utérus, ne peuvent venir en aide à l'isthme qui se trouve ainsi le point le plus faible, placé entre une masse volumineuse et mal soutenue, le corps, et une partie à laquelle le tissu cellulaire environnant fournit un appui solide, le col utérin.

Il se fera donc ainsi une flexion de la matrice au niveau du point le plus faible, c'est-à-dire au niveau de l'isthme, et cette flexion se fera du côté de la face la plus volumineuse et la moins soutenue, c'est-à-dire que la paroi postérieure de l'utérus viendra prendre contact dans le cul-de-sac de Douglas.

Si, à ce moment, on pouvait redresser l'utérus et employer un traitement qui maintint cette reposition, celle-ci favoriserait l'involution normale et la guérison ne tarderait pas à être obtenue.

En effet, à mesure que le corps de la matrice reviendrait sur lui-même, il pèserait moins lourdement sur l'isthme et d'autre part son tissu, prenant peu à peu une consistance plus ferme, l'axe cervico-utérin conserverait la courbure physiologique donnée par le redressement. Pendant ce temps, du reste, les ligaments, moins tiraillés et mieux irrigués, recouvreraient peu à peu leur puissance normale et contribueraient au maintien de la reposition.

Le redressement de l'utérus qui vient de se rétrofléchir pendant les suites de couches ne présente aucune difficulté, en raison de la mollesse des tissus, lorsqu'il n'y a pas d'inflammation péri-utérine.

Une fois ce résultat obtenu par les diverses méthodes que je n'ai pas à rappeler dans ce mémoire, il suffit de placer un drain en anse pour rectifier d'une façon définitive l'axe cervico-utérin, d'autant plus que la pression intra-abdominale, s'exerçant sur la face postérieure de la matrice, concourt au même but. Le drainage favorisant en même temps l'involution rétrograde de l'organe et de ses ligaments, on voit que la guérison ne tarderait pas à survenir. Malheureusement on observe rarement les malades à cette période et bientôt les phénomènes sont beaucoup plus complexes.

Si la rétroflexion n'est pas réduite au moment de sa production, les sécrétions utérines s'accumulent au-dessous de l'angle de flexion et, la matrice ayant perdu une grande partie de sa contractilité, les sécrétions ne sortent que par regorgement lorsqu'elles ont rempli complètement la cavité du corps. Dans ces conditions, la muqueuse éprouve les plus grandes difficultés à se reconstituer ; le parenchyme est incomplètement protégé par suite de l'absence d'un revêtement épithélial continu, et des résorptions d'autant plus dangereuses se produisent que les sécrétions ne tardent pas à s'altérer et à se putréfier par leur séjour prolongé dans la cavité utérine. C'est alors que la santé générale est gravement troublée par une auto-infection dont l'origine est ordinairement méconnue ; des désordres locaux plus ou moins sérieux peuvent survenir en même temps : c'est d'abord l'endométrite, puis la dilatation progressive du corps et l'inflammation du parenchyme ; enfin, des inflammations péri-utérines qui ne tardent pas à rendre définitive la rétroflexion tout à l'heure si facile à réduire.

Sans vouloir insister sur ces conséquences éloignées dont j'ai déjà parlé à propos du drainage appliqué à l'endométrite, je ne puis terminer ce sujet sans tirer des conclusions du rôle néfaste joué par la rétention des sécrétions dans la rétroflexion avec sub-involution. Il en résulte qu'un pessaire intra-utérin quelconque ne saurait être substitué au drain que je préconise, puisqu'ici l'action du drainage proprement dit est la plus importante à utiliser. Alors même que la rétroflexion serait temporairement irréductible, le drainage n'en serait pas moins indiqué, car, avec lui, on permettrait à la muqueuse de se reconstituer et on mettrait fin à la septicémie latente qui résulte de la résorption putride au niveau de la cavité utérine ; celle-ci, n'étant plus distendue, reviendrait alors sur elle-même, les lésions péri-utérines pourraient être traitées avec chance de succès et peu à peu l'organe prendrait une mobilité plus grande qui permettrait finalement de tenter la réposition sans danger et de la maintenir sans crainte de récidive. La coïncidence d'un arrêt d'involution avec la rétroflexion est donc une raison de plus pour recourir au drainage de la cavité utérine.

Je n'ai appliqué le drainage jusqu'ici que dans six cas de rétroflexion (observations LVII à LXII de ma statistique). Voici une de ces observations détaillées :

Observation LVII.

Subinvolution et endométrite avec rétroflexion. — Drainage. —
Réduction de la subinvolution et de la rétroflexion.

Hélène W..., 24 ans, blanchisseuse entre à Saint-Lazare, dans mon service, le 17 octobre 1881.

Elle a eu un enfant il y a deux ans et demi, et depuis cette époque sa santé s'est toujours affaiblie, de plus en plus.

La malade se plaint d'abondantes pertes blanches ; elle a dû abandonner sa profession. La marche est pénible. Depuis sept mois la menstruation est douloureuse, irrégulière avec des retards de 15 à 20 jours.

La carte d'entrée porte : ulcération du col.

Au toucher, on trouve dans le cul-de-sac postérieur une masse arrondie, sensible à la pression, en continuité absolue avec le col de l'utérus, sur lequel elle fait un angle presque droit. Cette masse est fortement déjetée en bas, le col, au contraire est porté derrière le pubis; le toucher debout fait constater l'abaissement de l'organe.

Au spéculum, col gros, lèvres renversées, étalant la muqueuse du canal cervical (ectropion double par renversement).

Le cathétérisme, pratiqué avec une sonde en métal souple, concavité en bas, et dont l'introduction est facilitée par l'adjonction d'une courbure périnéale, permet de pénétrer dans cette masse globuleuse et démontre que ce n'est autre chose que le corps de l'utérus augmenté de volume et fléchi sur le col (rétroflexion).

La longueur de la cavité est au moins de 0,10 centimètres.

Diagnostic. *Subinvolution avec rétroflexion et endométrite utéro-cervicale.*

Le 10 octobre, onze jours après la cessation des règles, un drain en érigne est introduit à l'aide d'un tube porte-drain, portant une courbure périnéale.

Le soir même, la malade, qui garde le repos au lit, se plaint de coliques qui reviennent par crises. Ces coliques ne l'empêchent pas de dormir. Elles sont localisées dans la région hypogastrique, « elles se passent dans la matrice », dit la malade. Au toucher, le lendemain matin, le contact du doigt avec l'utérus fait reparaître ces mêmes coliques.

Pour calmer ces douleurs, 20 centigrammes de sulfate de quinine sont prescrits, ainsi qu'une potion avec bromure de potassium et teinture d'aconit.

La nuit suivante est bonne, les jours suivants, les douleurs s'espacent et deviennent plus légères. Au quatrième jour, apparaît un écoulement séro-sanguinolent, bientôt très abondant. Au septième jour, les coliques ont disparu.

La malade se lève, va, vient, se promène sans malaise spécial, mais avec une certaine fatigue qu'elle rapporte à l'écoulement. Au vingtième jour nous constatons que la sécrétion est devenue complétement purulente, elle persiste dans cet état pendant six semaines, sans aucun phénomène nouveau, si ce n'est une tolérance remarquable pour l'écoulement dont la malade ne se plaint plus et qui, malgré son abondance, n'empêche pas le retour des règles.

Dans les premiers jours de décembre, la malade signale un arrêt de l'écoulement. Un examen est pratiqué.

Au toucher, le corps de l'utérus paraît moins gros, il est moins sensible.

Au spéculum, la couleur du col est moins foncée; l'ectropion est moins turgide et moins large.

Le drain est descendu de 12 millimètres. Nous le laissons encore. Quelques semaines se passent, pendant lesquelles les règles ont reparu, sans douleurs, à 30 jours de la dernière époque. La malade est dans un état de santé très satisfaisant.

Au 31 décembre, un nouvel examen est pratiqué. Le drain est en place depuis deux semaines. Le corps de l'utérus, quoique encore très accessible dans le cul-de-sac postérieur, est moins accentué au toucher. Il est plutôt maintenant en rétroversion. Le drain est resté stationnaire.

Pendant les mois de janvier et de février, la pesanteur hypogastrique dont se plaignait la malade disparaît. La marche est facile.

Le 28 février, troisième examen. Le drain s'est avancé en dehors du canal cervical, de huit à dix millimètres en plus des douze premiers. Il est enlevé. Le cathétérisme ne donne plus que sept centimètres et demi et peut être pratiqué avec la sonde ordinaire. Le corps de l'utérus est encore accessible dans le cul-de-sac postérieur, mais la lésion a disparu en tant que rétroflexion. Le drain est resté en place quatorze semaines.

L'ectropion seul nécessite maintenant une intervention chirurgicale. Il est traité par l'ignipuncture profonde dont l'action viendra encore aider celle du drainage. La cicatrisation est complète à la fin du mois d'avril. La malade sort de l'hôpital le 25 du même mois.

Dans les cinq autres cas d'endométrite avec rétroflexion les faits se sont passés à peu près comme chez la malade dont je viens de rapporter l'histoire. Toutes ont été soumises au drainage par le drain en érigne, mais je suis persuadé maintenant qu'il vaudrait mieux employer le drain en anse, dans ces conditions, sauf s'il y avait une diminution considérable des règles, ce qui est tout à fait exceptionnel. Malheureusement, je n'ai pas pu encore recueillir d'observation complète de rétroflexion avec sub-involution depuis que j'ai imaginé cette dernière variété de drain utérin. En ce moment, j'ai une malade en traitement par cette méthode; les résultats me semblent jusqu'ici devoir être aussi intéressants que dans les cas précédents, mais avec cet avantage que les coliques des premiers jours ont à peu près passé inaperçues et qu'il n'y a presque pas eu d'écoulement sanguinolent. La rétroflexion est déjà bien diminuée et changée en rétroversion, les premières époques se sont passées très bien et j'ai l'intention d'attendre l'expulsion spontanée du drain qui est beaucoup plus facile, (comme on peut le voir en comparant les observations contenues dans ce mémoire), que pour le drain en érigne. Si la rétroversion était très accentuée, je n'hésiterais pas, après quelques jours de repos, à réduire manuellement l'utérus en antéversion et à placer un nouveau drain en anse. J'espère avoir ainsi un succès plus complet encore que dans mes six premiers cas.

G. — Endométrite cervicale et ectropion en voie d'évolution. — On a constaté depuis longtemps qu'il est beaucoup plus difficile de guérir l'endo-cervicite chez les nullipares sténosées que chez les multipares à col largement déchiré. Cela tient évidemment, à ce que, dans le premier cas, les sécrétions catarrhales sont retenues dans le canal cervical, s'y concrètent, s'y accumulent et, par leur contact permanent, empêchent les lésions de la muqueuse de guérir, comme toute plaie qui n'est pas suffisamment débarrassée de ses produits de sécrétion.

La muqueuse de la cavité du col utérin dont la surface irrégulière, dans les cas d'endocervicite où les piliers de l'arbre-de-vie sont hypertrophiés ainsi que les plis secondaires et leurs nombreuses subdivisions, a été judicieusement comparée à la surface des amygdales enflammées avec les cryptes amygdaliennes remplies de pus. On comprend avec quelle facilité les sécrétions peuvent se concréter dans ces anfractuosités profondes, et par suite combien on a de peine à nettoyer complètement le canal cervical. Or, il est certain que les topiques modificateurs ou les caustiques ne produisent un effet utile que lorsqu'ils sont appliqués sur une surface débarrassée des produits de sécrétion qui représentent un véritable enduit protecteur. On sait aussi que la dilatation appliquée au canal cervical joue un rôle très important dans le traitement des endométrites, non seulement en permettant l'excrétion plus facile des sécrétions utérines, mais surtout en séparant les deux faces de la muqueuse qui, lorsqu'elles arrivent au contact, éveillent de nombreux réflexes morbides du côté d'organes éloignés. La dilatation produit aussi d'autres résultats, et si elle empêche la production des réflexes morbides sur divers organes tels que l'estomac, le foie, le larynx, etc., elle détermine d'un autre côté des actions réflexes locales dont la plus importante est la contraction des vaisseaux utéro-ovariens, d'où résulte une décongestion manifeste du parenchyme et de la muqueuse de l'utérus. Il n'est pas douteux non plus que la dilatation ait une action à distance, par l'intermédiaire des ganglions nerveux sous-muqueux de Frankenhäuser et du sympathique abdominal, sur la circulation médullaire et qu'elle modifie, dans une certaine mesure, l'irritation spinale localisée dont la persistance éternise l'évolution morbide de la muqueuse du canal cervical dont l'endocervicite est le premier terme (1).

Pour toutes ces raisons le drainage utérin ne peut que rendre des services dans l'affection qui nous occupe, lui qui fluidifie les sécrétions parfois si tenaces et si adhérentes du canal cervical, qui en permet l'issue facile et qui nettoie continuellement la muqueuse altérée, lui qui, d'autre part, représente une sorte de dilatation permanente qui empêche les deux faces du canal de s'appliquer l'une contre l'autre, ce qui finalement met un terme à de nombreux réflexes pathologiques. Par son action continue, il agit mieux encore que la dilatation répétée sur l'irritation spinale. Enfin, comme le drain est d'un petit volume, il n'empêche nullement de porter sur la muqueuse cervicale, les topiques modificateurs auxquels le médecin croit utile de recourir ; et pour cela on peut se servir soit d'une seringue à injections intra-utérines, soit de l'applicateur de Playfair garni d'ouate imbibée du liquide approprié.

(1) Voir mes leçons sur l'évolution morbide de la muqueuse du canal cervical. *Revue médico-chirurgicale des maladies des femmes*, 1887 et 1888.

On a longtemps considéré les ulcérations du col comme nées sur place et consistant dans une simple desquamation épithéliale, parfois avec destruction plus profonde de la muqueuse qui recouvre les lèvres du museau de tanche. J'ai, depuis 1870, réagi contre cette erreur alors très répandue en France et montré que ces pseudo-ulcérations ne sont ordinairement que l'étalement, sur les lèvres du col, avec le méat cervical comme centre, de la muqueuse du canal altérée dans la profondeur. Lorsqu'on guérit à temps l'endo-cervicite on ne voit pas survenir d'ectropion du col.

Or, il n'est pas rare d'observer une évolution morbide de la muqueuse du canal localisée à l'une des faces de ce conduit et, souvent ce n'est que beaucoup plus tard que la face opposée s'altère à son tour. Il en résulte que le drainage de la cavité utérine, sans avoir une action notable sur l'ectropion ancien, peut empêcher un nouvel ectropion d'apparaître sur la lèvre du col jusque là respectée.

Mais ce n'est pas tout ; lorsque l'irritation spinale persiste on peut voir une série d'ectropions se faire par poussées successives et se superposer en cercles concentriques. Je ne puis ici développer ce sujet que j'ai traité longuement dans un autre travail auquel j'ai déjà fait allusion, mais je puis indiquer le fait et y voir une indication nouvelle de drainage agissant comme modificateur de l'irritation spinale localisée en même temps que comme modificateur de la muqueuse du canal cervical.

J'ai soumis au drainage neuf cas de catarrhe cervical sans ectropion et six cas d'endométrite cervicale avec ectropion en voie d'évolution. Chez les malades de ce genre, où l'isthme est souvent fermé, la dilatation préalable est indispensable pour placer le drain. A part cela, le manuel opératoire est le même que dans l'endométrite du corps de l'utérus et les précautions à prendre, sur lesquelles je n'ai pas à revenir sont identiques. C'est au drain en anse qu'il faut accorder la préférence, puisqu'il n'y a aucun intérêt, à irriter d'une façon active la muqueuse de la cavité du corps, qui dans ce cas est souvent normale. Je dois dire, dès à présent, que les résultats obtenus, sans cesser d'être bons, sont moins complètement satisfaisants que dans les états morbides passés en revue jusqu'ici. Lorsque le catarrhe cervical est lié à une congestion intense de l'appareil utéro-ovarien, sans qu'il y ait encore de lésions avancées de la muqueuse qui tapisse la cavité du col la guérison est rapide, ainsi que je l'ai observé chez trois de mes malades (Observations LXIII, LXIV, LXV). Mais lorsque la congestion ne joue qu'un rôle secondaire, lorsqu'il existe une hyperplasie glandulaire d'ancienne date, le drainage est insuffisant à ramener, par lui seul, la *restitutio ad integrum* et il est nécessaire de lui associer l'application de topiques modificateurs.

Il en est de même pour les ectropions, le drain ne peut les faire disparaître, mais il en empêche l'extension et il constitue un procédé rationnel de traitement préparatoire à leur excision, ou à leur destruction par l'ignipuncture profonde.

OBSERVATION LXIII.

Catarrhe cervical et congestion utérine. — Drainage.— Guérison.

Joséphine C..., 25 ans, entrée dans mon service de Saint-Lazare, le 20 janvier 1887, pour des accidents secondaires de la vulve, est atteinte depuis plusieurs mois de pertes blanches abondantes, empesant le linge.

Réglée à 13 ans, déflorée à 18 ans. Règles toujours régulières; durant 4 jours, sans douleurs et peu abondantes.

Ni enfants, ni fausses couches.

Depuis quatre mois, douleurs de reins, sensations de cuisson dans le ventre, envies fréquentes d'uriner sans douleur pendant la miction, pertes blanches.

L'examen par le palper est négatif; au toucher, col mollasse, un peu gros, pas de sténose de l'orifice externe, rien d'anormal dans les culs-de-sac, utérus mobile, en position normale. Au spéculum, coloration violacée de toute la surface du museau de tanche, sans ectropion ni syphilides; une mèche de mucus blanchâtre, très adhérente, sort du méat cervical. Au cathétérisme, canal cervical irrégulier et boursouflé, isthme fermé, cavité utérine petite et normale ; longueur totale 6 cent. et demi.

Diagnostic : Catarrhe cervical lié à une congestion utérine ; endométrite légère.

Pendant huit jours, on se contente d'ordonner à la malade des injections vaginales chaudes contenant une cuillerée à bouche de coaltar saponiné par litre d'eau ; on applique deux pansements glycérinés sur le col après la dilatation du canal cervical.

Le 1ᵉʳ février, après avoir nettoyé la cavité du col par un lavage avec l'acide picrique et après avoir dilaté le canal cervical avec un dilatateur métallique à deux branches, je place un drain en anse. Pansement glycériné.

La malade garde le repos au lit pendant quatre jours et se ressent à peine de la présence du drain. L'écoulement leucorrhéique augmente un peu pendant la première semaine, mais il est plus fluide qu'auparavant et ne s'attache pas aussi solidement à la muqueuse cervicale. Les injections vaginales et les pansements sont continués.

Le 10 février, la malade a ses règles sans douleurs ; elles durent quatre jours et ne sont ni plus ni moins abondantes qu'aux époques précédentes.

Le 15 février, le col est très décongestionné dans sa moitié périphérique, le catarrhe est peu marqué, les douleurs de reins et les cuissons au niveau de la matrice ont à peu près disparu. Même traitement.

Le 25 février, col rosé sur sa surface, le drain commence à sortir de l'orifice externe. L'écoulement est nul.

Le 29 février, la malade expulse le drain pendant la nuit, sans s'en apercevoir ; c'est seulement le lendemain matin qu'elle constate le fait en prenant une injection. Examinée à ce moment, on trouve le col normal et le canal cervical régulier et non sensible au cathétérisme.

L'écoulement n'a pas reparu.

OBSERVATIONS LXIV ET LXV.

Catarrhe cervical et congestion utérine. — Drainage. — Guérison

Les deux malades de ces observations étaient nullipares ; chez elles le drainage fut associé aux injections vaginales chaudes et aux pansements glycérinés ; la première mit 35 jours et la seconde 41 jours à expulser son drain. La décongestion de l'utérus fut complète au bout de ce temps ; les pertes blanches, après avoir augmenté pendant une semaine environ, furent plus fluides et moins abondantes pour diminuer peu à peu jusqu'à devenir presque nulles lorsque le drain tomba spontanément.

Les règles qui suivirent l'application du drain ne furent pas douloureuses et ne présentèrent aucun phénomène à noter.

En même temps que la leucorrhée disparaissaientles douleurs de névralgie lombo-abdominale, les sensations de pesanteur et de brûlure au niveau des organes génitaux internes et les envies fréquentes d'uriner s'amendaient également.

La guérison fut donc rapide et complète comme dans l'observation LXIII.

Dans les six cas suivants (obs. LXVI à LXXI) les lésions du canal cervical étaient un peu plus anciennes et il existait des valvules qui pouvaient faire craindre l'apparition rapide d'un ectropion sur les lèvres du col, aussi la thérapeutique dut-elle être plus complexe.

Dans trois cas, je dus pratiquer des dilatations répétées cinq ou six fois avant d'introduire le drain que je n'aurais pu placer sans cette précaution ; non seulement je fis faire à la malade des injections vaginales chaudes deux fois par jour et je recourus aux pansements glycérinés, mais encore je crus nécessaire de faire dans le canal cervical, deux à trois fois par semaine, des injections de résorcine ou d'acide picrique en solution ; ces injections ne présentèrent aucune difficulté, elles furent faites avec une petite seringue de Braun que j'engageais entre le drain et l'une des parois latérales de la cavité du col. A part cette légère modification tout se passa comme dans l'observation LXIII que j'ai rapportée en détail. La guérison fut complète après l'expulsion du drain, qui eut lieu entre le quarantième et le soixantième jour qui suivit son application.

Le même succès, c'est-à-dire, la guérison complète, ne pouvait être espérée, par le drainage seul tout au moins, chez les quatre autres malades dont je trouve les observations dans mes notes (observations LXXII à LXXVII) ; dans les cas dont je parle il existait un ou deux ectropions anciens, et tout ce que je pouvais espérer, c'était la guérison de l'endométrite et l'arrêt de l'évolution des ectropions me mettant dans de bonnes conditions pour obtenir un succès durable par l'excision de ces derniers. Je vais transcrire ici l'une de ces observations seulement, car elles sont presque identiques les unes aux autres.

Observation LXXII.

Endométrite cervicale avec double ectropion par prolapsus. — Drainage. — Plus tard, excision des deux ectropions au moyen du galvano-cautère. — Résultat limité du drainage.

Juliette C... est envoyée dans mon service de Saint-Lazare, atteinte de métrite blennorrhagique.

Réglée à 13 ans et mariée à 16 ans, elle est habituellement bien réglée, sans douleurs, pendant 4 jours chaque mois ; les pertes sont normales comme abondance. Ni enfants ni fausses couches. Aurait été soignée à la consultation de Lourcine, il y a un an, pour une uréthrite et une vaginite blennorrhagiques. Depuis cette époque, elle a des pertes blanches abondantes, de vives douleurs au niveau de la région lombo-sacrée et dans le bas-ventre ; les règles sont précédées pendant deux jours de coliques assez intenses pour arracher des cris à la malade qui, pendant toute la durée des règles, est obligée de garder le repos au lit.

Constipation, perte de l'appétit, nausées fréquentes surtout le matin. Essoufflement et palpitations pendant la marche un peu rapide.

A l'examen : ventre souple ; pas de tumeur ; douleur à la pression au niveau des apophyses transverses des dernières vertèbres lombaires. Toucher : utérus mobile, en position normale ; culs-de-sac libres ; col cylindrique un peu volumineux pour une nullipare, orifice externe non déchiré ; à son pourtour et, sur les deux lèvres, on sent une surface mollasse et glissant sur un fond plus résistant (ectropion). Spéculum : pas de vaginite, orifice externe de volume normal, ectropion granuleux, rouge, peu saillant, sur lequel se voient encore les plis principaux de l'arbre-de-vie, étendu sur les deux lèvres du col et formant, dans son ensemble, une surface large comme une pièce de 1 franc. Cathétérisme : Canal cervical boursoufflé, saignant ; orifice interne fermé ; cavité utérine saine ; longueur totale : 6 centimètres et demi.

Diagnostic : Endométrite cervicale probablement blennorrhagique, avec double ectropion par prolapsus. Névralgie lombo-abdominale. Troubles digestifs réflexes.

Le traitement préparatoire consiste en frictions sédatives sur la région lombo-sacrée, en injections vaginales au coaltar, en dilatations du canal cervical et en applications de pansements glycérinés sur le col.

Au bout de 15 jours, la malade a ses règles qui sont beaucoup moins douloureuses qu'aux dernières époques. Huit jours après la fin de l'écoulement, après une dernière dilatation, j'applique un drain en anse muni d'un plateau. Pansement glycériné.

Pas de douleurs, la malade ne garde que très imparfaitement le repos au lit que je lui ai ordonné. Ecoulement muco-purulent toujours abondant.

On continue les frictions, les injections vaginales et les pansements glycérinés, mais on ne fait aucun attouchement des ectropions pour étudier les modifications que le drainage pourrait entraîner de ce côté.

A l'époque habituelle, les règles reviennent et durent quatre jours sans la moindre douleur. A leur suite, l'écoulement muco-purulent diminue peu à peu ; le drain commence à sortir de l'orifice externe. La malade se sent très bien et ne prend aucune précaution de repos. Vu l'absence de toute complication péri-utérine, on la laisse aller et venir dans la salle, faire son lit, etc. Le même traitement est continué. Les ectropions paraissent de plus en plus rouges et de plus en plus saillants, par suite de la décoloration des lèvres du col à leur pourtour, mais en réalité, ils n'ont pas augmenté de diamètre car leur surface reste égale à celle d'une pièce de un franc. Leur état est donc seulement stationnaire.

La leucorrhée est à peu près nulle lorsque les époques viennent pour la seconde fois depuis le drainage ; à ce moment la malade perd son drain ; les règles se passent sans encombre.

Deux jours après nous trouvons l'utérus toujours mobile et les culs-de-sac très dépressibles : les ectropions n'ont pas été modifiés, mais le canal cervical est régulier, non boursouflé, non obstrué par une mèche purulente comme avant le drainage et la muqueuse ne saigne plus et n'est pas douloureuse comme au premier examen. Pansement glycériné.

La semaine suivante, j'excisai les deux ectropions avec le galvano-

cautère rougi par mes accumulateurs. Pansement à la gaze iodoformée. Repos au lit pendant 4 jours.

Les suites furent normales et un mois après cette opération, les
escarres étant tombées sans hémorrhagie vers le douzième jour, la
réparation s'étant faite rapidement, la malade sortait guérie. Le
drainage n'avait eu aucune action sur les ectropions.

**H.— Opérations de sténose et d'atrésie du canal cer-
vical et de l'orifice externe du col. —** Les sténoses du
canal et surtout celle de son orifice externe, la plus fréquente
de toutes, sont une cause fréquente de dysménorrhée ;
elles entraînent presque toujours avec elles une stérilité
à peu près absolue. Aussi, de tout temps, les gynécologistes se sont-ils préoccupés de cet état morbide. Mais ce n'est
pas tout ; lorsque la muqueuse cervico-utérine est le siège
d'une lésion inflammatoire, la sténose de l'orifice externe
est une des complications les plus fâcheuses en l'état et, pour
toutes les raisons que j'ai eu plusieurs fois l'occasion d'énumérer dans ce travail, elle est l'obstacle le plus sérieux à la
guérison (1).

Si la sténose du méat ou du canal cervical est facilement
dilatable nous possédons des instruments qui permettent d'obtenir une dilatation suffisante en peu de temps, mais l'opération doit être souvent renouvelée, car, dans la majorité des
cas, le canal cervical ne tarde pas à revenir sur lui-même et
l'étroitesse primitive est bientôt reconstituée.

Dans d'autres circonstances, le col allongé et conique présente un orifice très petit, en forme de trou d'aiguille et les
dilatateurs ne peuvent pas être introduits dans la cavité du
col ; celui-ci est du reste d'une consistance ligneuse et résiste à
la dilatation, qui éveille les plus vives douleurs sans produire
aucun résultat. J'ai souvent noté cette particularité chez des
personnes stériles et dysménorrhéiques chez lesquelles la forme
conique du col et l'état ponctiforme de l'orifice externe étaient

(1) Voir Jules Chéron. Traitement de l'endométrite cervicale. *Revue médico-chirurgicale des maladies des femmes,* février 1883.

congénitaux. On l'observe aussi, quoique plus rarement, lorsque la sténose est due à des cautérisations intempestives ou résulte des lésions traumatiques de l'accouchement, d'inflammations adhésives de nature puerpérale ou de violences quelconques.

A la suite d'atrésies congénitales ou acquises, lorsqu'on a rétabli la perméabilité du canal cervico-utérin, la sténose se reproduit vite si l'on ne prend certaines précautions.

Dans ces divers états, le débridement du col s'impose, mais là encore les difficultés ne sont pas faciles à surmonter.

On tend actuellement à renoncer aux incisions bilatérales simples avec les ciseaux ou avec divers hystérotomes ; au bout de quelques semaines ou de quelques mois, on retrouvait le col aussi sténosé qu'avant l'opération. Le fait est si constant qu'ayant eu plusieurs fois l'occasion de sectionner complètement les deux lèvres du col, jusqu'aux insertions vaginales pour enlever des fibromes du col, exciser la muqueuse du canal cervical ou dans tout autre but, je n'ai jamais cru nécessaire de suturer les parties sectionnées, la réunion se faisant spontanément avec une grande rapidité.

Malgré les insuccès notés par quelques auteurs, j'ai constamment réussi avec la dilatation galvano-caustique chimique, mais il est nécessaire de dire que ce procédé demande beaucoup de temps et exige un assez grand nombre de séances avant d'obtenir une large béance des orifices et du canal cervical. Aussi je n'emploie ce moyen que chez des malades pusillanimes et surtout lorsque l'orifice interne et la cavité même du col sont très rétrécis ; j'ai eu récemment l'occasion de voir un de ces faits exceptionnels où toute la cavité du col, y compris l'orifice interne, était presque complètement oblitérée, ce qui était survenu à la suite de cautérisations répétées avec le crayon de nitrate d'argent.

La difficulté qu'on éprouve à maintenir la béance de l'orifice externe a suscité un grand nombre de procédés opératoires. Le meilleur de ces procédés est sans contredit l'excision à lambeaux coniques de Schroeder (1), mais il a le défaut de tous les procédés dans lesquels la suture est indispensable ; il nécessite l'abaissement de l'utérus à la vulve, aussi a-t-il causé, entre les mains même de l'inventeur, quelques inflammations périmétriques franches et a-t-il produit « nombre d'exacerbations de phlogoses péri ou paramétriques anciennes ».

J'espère que, grâce au drainage, il ne sera plus nécessaire de faire des opérations aussi compliquées, aussi je ne rappellerai que pour mémoire les méthodes autoplastiques de Courty et de Simon, de Heidelberg (2), toutes inférieures à celle de Schroeder que je viens de citer.

Voici comment je procède :

Le col ayant été mis à nu à l'aide de mon spéculum à crémaillère et à valves inégales, que je transforme en spéculum plein en plaçant entre ses deux valves une carte de visite roulée en cylindre, je fais une irrigation phéniquée froide sur le col. Si l'orifice externe est très étroit, je commence à l'élargir au moyen de la flèche fine du galvano-cautère, de façon à me permettre d'introduire facilement la serpette du galvano-cautère jusqu'à l'orifice interne.

Lorsque cet instrument peut passer, je le porte à froid, jusqu'à l'isthme, sa pointe directement en dehors, suivant un des bords latéraux ; à ce moment la serpette est rougie au moyen des accumulateurs, je la fais mordre légèrement dans la profondeur, attaquant de plus en plus profondément les tissus du col à mesure que je me rapproche de l'orifice externe qui, du même coup, doit être incisé de 5 millimètres à un centimètre de largeur. Après une nouvelle irrigation phéniquée destinée à calmer la sensation de chaleur éprouvée par la malade et à empêcher toute réaction locale, je réintroduis la serpette dans la première incision pour en augmenter la profondeur surtout vers la surface libre du col, mais ici l'incision

(1) Schroeder : Maladies des organes génitaux de la femme, trad. de Lauwers et Hertoghe. Bruxelles, 1888, p. 75.

(2) Voir Courty. Traité pratique des maladies de l'utérus, 3ᵉ édition, Paris, 1881, p. 213.

doit être recourbée légèrement en haut et en dehors de façon que l'orifice artificiel ait une forme semi-lunaire à concavité antérieure. Irrigation comme ci-dessus. On renouvelle la même manœuvre pour l'autre bord latéral en prenant les mêmes précautions.

Saisissant alors, avec une pince tire-balle, la partie de la lèvre antérieure qui fait éperon, j'excise, avec le couteau galvanique, un lambeau conique à base périphérique et dont le sommet pénètre plus ou moins haut suivant la longueur du canal cervical. J'excise de la même façon un lambeau conique plus petit sur la lèvre postérieure et j'obtiens finalement un orifice en entonnoir dont la base a, en moyenne, 2 centimètres et demi de diamètre.

Les soins consécutifs sont les mêmes qu'après toutes les opérations portant sur le col : pansements iodoformés et glycérinés, repos au lit, potion calmante, glace sur le ventre, etc. Au bout d'une huitaine de jours l'escarre tombe; à partir de ce moment, on favorise la réparation en touchant, tous les jours, si cela est possible, les parties qui ont été mises à nu par la chute de l'escarre avec une solution concentrée de résorcine.

Une semaine plus tard, la réparation est déjà assez avancée pour que le contact d'un corps étranger (le drain) ne réveille aucune douleur. C'est à ce moment, qui varie du quinzième au vingtième jour après l'opération, suivant les cas, qu'il faut placer un drain dans le canal cervical; je choisis pour cela les drains les plus volumineux, quelquefois j'en place deux côte à côte. On prend les précautions ordinaires. Au bout d'un mois, habituellement, on peut retirer les drains et on voit que l'orifice externe est resté largement béant et que le canal cervical est en entonnoir, forme la plus favorable à la sortie des sécrétions utérines et à la pénétration des spermatozoïdes.

C'est ainsi que j'ai opéré, dans les 9 cas dont j'ai parlé dans ma statistique, (Obs. LXXVIII à LXXXVI) avec un succès constant.

Deux de ces cas remontent déjà à quatre ans et la sténose ne s'est pas reproduite; les deux derniers datent de plus de deux années et les malades ne sont pas revenues me voir, ce qui me permet de supposer que la guérison s'est maintenue.

Ces neuf observations ont été prises à l'hôpital et dans la clientèle; je ne donnerai que les deux premières pour ne pas allonger inutilement ce mémoire.

Observation LXXVIII.

Oblitération du méat cervical par une bride cicatricielle laissant un pertuis à droite et un pertuis à gauche, tous deux ponctiformes. — Dysménorrhée. — Section de la bride et débridement conoïde du col. — Drainage. — Persistance d'un large méat.

Mme X.., 27 ans, vient me consulter, pour la première fois, au mois de janvier 1886 pour des troubles dysménorrhéiques.

Sa santé a été excellente jusqu'à il y a 3 ans, époque à laquelle elle a accouché après un travail lent et douloureux. Elle éprouve des douleurs dans la région lombaire avec irradiation sur la paroi abdominale, aux aines et dans le bas-ventre. La marche et la station debout prolongée sont pénibles.

Depuis son retour de couches qui s'est effectué à l'époque normale les règles sont devenues très douloureuses et, à chaque époque, les douleurs vont en augmentant, précédant de cinq jours l'apparition de l'écoulement qui est très peu abondant et ne dure que deux jours. Avant le mariage, la malade était réglée abondamment pendant quatre jours par mois et n'éprouvait aucune douleur pendant ce temps.

Pertes blanches peu abondantes, mais épaisses et empesant le linge. Constipation habituelle, peu d'appétit, gonflements de l'estomac après les repas, renvois gazeux inodores, envies fréquentes d'uriner. L'examen par la palpation est négatif; on trouve seulement les points habituels de la névralgie lombo-abdominale.

Au toucher, col cylindrique, volumineux; on ne sent pas bien nettement l'orifice externe; l'utérus est de consistance normale, en antéversion, mobile dans tous les sens; les culs-de-sac sont libres et dépressibles.

Au spéculum, le col est d'apparence normale, sauf le volume et l'existence d'une bride cicatricielle occupant le milieu de l'orifice externe et laissant, à droite et à gauche, un pertuis très étroit. Par chacun de ces pertuis, j'introduis un fin stylet et je puis voir que la bride remonte seulement à un centimètre dans la profondeur du canal cervical qui semble sain. Je ne puis passer l'hystéromètre.

Dans ces conditions, je crois pouvoir attribuer la dysménorrhée et la névralgie lombo-abdominale à cette oblitération partielle du canal cervical et je propose à la malade une opération qu'elle accepte pour la fin du mois de janvier, dix jours après son époque qui a été très pénible comme les précédentes.

Cette opération est faite avec l'assistance du Dr Fauquez, médecin adjoint de Saint-Lazare et de M. Batuaud, interne du service.

La malade ayant été placée sur une table recouverte d'un matelas, est mise dans la position ordinaire de l'examen au spéculum, les pieds appuyés sur des chaises ; l'un des aides est chargé des accumulateurs, l'autre des instruments.

Le col est mis à nu à l'aide de mon spéculum à crémaillère transformé en spéculum plein au moyen d'une carte roulée en cylindre et placée entre les deux valves de l'instrument. Irrigation phéniquée froide. Anesthésie avec le chlorhydrate de cocaïne en solution à dix pour cent.

J'essaie de contourner avec un fil de platine la bride cicatricielle, ainsi que j'avais pu le faire dans un cas analogue (1) mais je ne puis y réussir. Je me décide alors à débrider les deux pertuis latéralement avec la flèche du galvano-cautère, en agissant de dehors en dedans, la flèche ne pouvant pas pénétrer d'emblée.

Après avoir pu me faire ainsi un passage, je sectionnai, en plusieurs temps, la bride cicatricielle avec la serpette du galvano-cautère. Après chaque section, irrigation phéniquée froide. La sensibilité commençant à s'éveiller, nouvelle application de cocaïne.

La bride complètement sectionnée, je pus introduire un hystéromètre et voir qu'au dessus, le canal cervical était perméable et la cavité utérine normale. Il ne me restait plus qu'à pratiquer l'excision conoïde comme dans les cas de sténose ordinaire. Celle-ci fut faite ainsi que je l'ai indiqué plus haut sans aucune difficulté.

La malade n'a pas perdu de sang pendant toute l'opération. La cavité du col est bourrée avec de la gaze iodoformée ; pansement glycériné. Repos au lit ; glace sur le ventre ; potion bromurée ; sulfate de quinine.

Au bout de huit jours, l'escarre tombe sans hémorrhagie. Attouchement à la résorcine ; la gaze iodoformée détermine de la douleur et doit être supprimée ; pansement glycériné.

Une semaine après, la réparation de la perte de substance est

(1) Voir *Revue médico-chirurgicale des maladies des femmes*, juillet 1879.

assez avancée pour qu'on puisse toucher toute la surface excisée sans déterminer de douleur. Je place alors un gros drain en anse, préparé spécialement pour ce cas, moins long et plus volumineux que mes drains ordinaires. Pansement glycériné. Repos au lit pendant quatre jours.

Le drain est très bien supporté.

Rien à noter dans les suites ; les règles sont venues à l'époque habituelle, sans douleur cette fois, et ont duré 3 jours. Bientôt je pus enlever le drain et permettre à la malade de reprendre son train de vie ordinaire, on introduisait facilement l'extrémité unguéale de l'index dans la cavité du col ; la névralgie lombo-abdominale n'existait plus et les troubles digestifs s'étaient notablement amendés.

J'ai eu l'occasion de voir la malade qui fait le sujet de cette observation, pendant le mois de mars 1888, deux ans après l'opération et j'ai pu constater que la béance du canal cervical s'était parfaitement maintenue ; les troubles de la santé relatés plus haut avaient complétement disparu ; actuellement, les règles ne sont pas douloureuses et durent quatre jours comme avant le mariage.

OBSERVATION LXXIX.

Sténose acquise de l'orifice externe. Débridement au bistouri suivi de récidive rapide. — Excision conoïde avec le galvano-cautère. — Drainage. — Persistance d'un large méat.

Mme X..., 22 ans, vient me consulter au mois de février 1886.

Réglée à 13 ans, mariée à 20 ans, elle a eu deux enfants, le dernier il a huit ans ; les accouchements ont été naturels et faciles, les suites de couches normales. Depuis cette époque, la malade a toujours eu des douleurs dans la région lombaire, dans le bas-ventre et dans les aines ; les douleurs sont surtout très vives avant et pendant les règles.

Elle a été soignée à plusieurs reprises pour une ulcération du col ; il y a 6 mois, on lui a fait un débridement « aux ciseaux ou au bistouri elle ne peut pas trop spécifier » pour une sténose du col.

L'examen permet de reconnaître une sténose très marquée de l'orifice externe qui permet à peine l'introduction d'un mince hystéromètre.

Pendant un mois nous soignons la névralgie lombo-abdominale et nous pratiquons des pansements glycérinés pour décongestionner le col qui était violacé lors du premier examen ; les règles reviennent à peu près aussi douloureuses qu'auparavant. Je propose à la malade l'excision conoïde au galvano-cautère, en lui affirmant que la sténose ne se reproduirait pas, grâce à la section large et au drainage consécutif.

L'opération fut pratiquée à la fin du mois de mars par le procédé décrit plus haut.

Vers le milieu du mois d'avril, huit jours après les règles qui n'ont pas été douloureuses, je place deux petits drains en anse dans la cavité du col agrandie par l'opération. Suites normales.

Les règles suivantes s'étant très bien passées, je retire alors les drains après avoir constaté, par le toucher, que le canal cervical avait bien gardé la forme en entonnoir.

La malade est venue me voir cette année (1888), pour savoir si elle n'était pas enceinte, les règles ne s'étant pas montrées à l'époque précédente. Sans pouvoir, dès ce moment, affirmer l'existence d'une grossesse, je pensai que c'était l'hypothèse la plus vraisemblable, l'état de santé de cette malade étant excellent. A ce propos, je touchai le col et je constatai que la sténose ne s'était pas reproduite et que l'extrémité unguéale de l'index pouvait être introduite sans peine dans la cavité cervicale.

Cette observation est d'autant plus démonstrative qu'un premier débridement au moyen de l'instrument tranchant, avait été suivi d'une récidive rapide de la sténose de l'orifice externe. J'ai eu à traiter un autre cas du même genre et j'ai eu recours à l'excision conoïde par le galvano-cautère et au drainage consécutif, le succès a été durable, je pourrais même dire définitif puisque deux de mes observations datent, aujourd'hui, de plus de quatre années.

I. — Drainage après curettage. — Le drainage, employé seul ou associé aux injections intra-utérines, permet d'améliorer, et même de guérir complètement et en peu de temps, un certain nombre d'endométrites chroniques hémorrhagiques ou purulentes. Ce sont surtout les endométrites récentes avec altérations glandulaires plus ou moins marquées et sans modifications profondes du tissu interglandulaire qui, ainsi que nous l'avons déjà vu, sont justiciables du drainage d'emblée sans abrasion préalable de la muqueuse. Ce sont, tout particulièrement, les endométrites récentes liées à la sub-involution utérine et entretenues par la permanence d'un état congestif chronique de l'appareil utéro-ovarien que ce mode de traitement permet de guérir d'une façon rapide.

Il est juste de dire, une fois de plus, que les endométrites anciennes accompagnées d'hypertrophie considérable de la muqueuse ou bien ayant donné lieu à des transformations scléreuses du tissu interglandulaire réclament le curettage de la cavité utérine; le drainage seul serait insuffisant, dans ces conditions, pour ramener la muqueuse à un état normal, le drain doit donc être considéré comme un adjuvant de la curette qu'il ne saurait avoir la prétention de remplacer dans tous les cas.

A mesure que l'expérience du curettage de la cavité utérine se généralise, on admet de plus en plus que cette excellente opération ne donne tous les résultats qu'on en peut espérer que si on lui adjoint des soins consécutifs ayant pour but d'empêcher la muqueuse nouvelle de se reconstituer, d'une façon trop rapide et surtout de se refaire d'une façon exubérante et de s'hypertrophier comme la muqueuse qu'on a abrasée. C'est pour cela que la plupart des auteurs conseillent de faire, après le curettage, des lavages répétés de la cavité utérine avec une solution antiseptique et des cautérisations légères avec la teinture d'iode, le perchlorure de fer, la solution de chlorure de zinc, etc. Cesser tout traitement après le curettage et abandonner au hasard la reformation de la muqueuse abrasée, c'est courir au-devant d'un échec, c'est s'exposer à une récidive plus ou moins rapide de l'endométrite. J'ai la satisfaction de constater que ces idées que je défends depuis une dizaine d'années sont acceptées aujourd'hui par la plupart des gynécologistes.

Ce sont ces idées qui m'ont amené à employer le drainage, après le curettage, surtout dans les endométrites avec sub-involution ; je pensais réveiller, par ces moyens, la vitalité de l'utérus, le maintenir en décongestion permanente, combattre ainsi la métrite concomitante et, par suite, mettre la muqueuse dans les meilleures conditions possibles pour qu'elle pût se reformer lentement sans avoir de tendance à l'hypertrophie. Le drainage me semblait *a priori* susceptible de remplacer les lavages et les cautérisations intra-utérines, je l'ai donc utilisé à l'exclusion de tout pansement intra-utérin bien que comme je l'ai dit déjà, la présence du drain ne soit pas un obstacle bien gênant pour la pratique des injections intra-utérines. Tantôt j'ai introduit le drain dans l'utérus aussitôt après le curettage, tantôt je ne l'ai placé que quelques jours après l'opération. Il est à remarquer que les malades n'ont signalé aucune douleur alors même que le drainage était fait immédiatement après l'abrasion de la muqueuse. Dans tous les cas c'est au drain en anse naturellement que j'ai eu recours, car le drain en érigne aurait pu se montrer beaucoup trop irritant et aurait sans doute occasionné des douleurs plus ou moins vives, voire même un écoulement de sang.

Je note ce fait que, même après des curettages que j'avais tout lieu de croire complets, le drainage a été suivi des mêmes phénomènes d'excrétion que nous avons si souvent décrits : sécrétion sanguinolente les premiers jours, sécrétions séro-sanguines dans les jours suivants, enfin sécrétions séreuses persistant jusqu'à l'expulsion ou jusqu'à l'enlèvement du drain. Ce qui me prouvait du reste que mon curettage avait été complet, c'est que la première menstruation a toujours fait défaut et que les règles sont survenues cinq à six semaines seulement, après l'opération. Le drain a été retiré, en général, au bout de six semaines, soit à l'apparition des règles, soit immédiatement après et dans ce dernier cas, il n'y a pas eu de dysménorrhée. Avant de renvoyer les malades, j'ai toujours pris soin d'attendre au moins deux mois et de faire, dans les derniers jours, un curettage d'exploration : j'ai toujours eu la satisfaction de constater que la muqueuse nouvelle était normale.

Ma statistique de drainage, après curettage, est de trente-cinq cas (obs. LXXXVI à CXXI) sur lesquels je compte vingt-six cas d'endométrite hémorrhagique et neuf cas d'endométrite purulente. Voici quelques-unes de ces observations.

OBSERVATION LXXXVI

Endométrite hémorrhagique. — Curettage et drainage.

Clémentine F..., 25 ans, entre dans mon service de Saint-Lazare, le 6 novembre 1880 avec le diagnostic : ulcération du col.

Réglée à 14 ans, régulièrement dès le début, sans douleur et peu abondamment, trois jours chaque mois.

A eu deux enfants, le premier à 20 ans, le second à 22 ans. Les accouchements ont été naturels et faciles, mais le repos au lit, après chacun d'eux, n'a été que de neuf jours.

Pertes blanches depuis le dernier accouchement.

Les règles sont devenues de plus en plus abondantes ; elles durent actuellement dix jours et reviennent chaque mois avec des avances de six à huit jours.

Douleurs habituelles dans la région lombo-sacrée et dans le ventre, sensations de pesanteur, marche et station debout pénibles.

Appétit capricieux, bonnes digestions, constipation habituelle. Teint anémique, palpitations de cœur, essoufflement facile. Bruit de souffle doux à la base du cœur et souffle dans les vaisseaux du cou.

Au palper, on sent le fond de l'utérus en position normale, dépassant un peu le pubis et sensible à la pression.

Au toucher, col gros, déchiré, renversé en champignon sur ses deux lèvres (ectropion double), orifice externe très large, corps de l'utérus plus volumineux qu'à l'état normal et en antéversion. Culs-de-sac libres.

A l'examen bi-manuel, utérus mobile, en antéversion normale, volumineux, sensible à la pression ; rien d'appréciable du côté des annexes.

Spéculum : col gros, ectropion double sur lequel se voient très nettement les plis de l'arbre de vie.

Hystéromètre : Orifice interne largement ouvert, sensibilité du fond de la cavité utérine à la pression ; longueur = 10 cent. Quelques gouttes de sang après l'hystérométrie.

Curette d'exploration : muqueuse épaissie et facile à détacher sans forte pression de la curette.

Diagnostic : subintolution, endométrite cervico-utérine avec ectropion double.

La malade ayant eu ses règles du 8 au 12 novembre, avait subi l'examen précédent le 20 novembre seulement.

Le 28 novembre, curettage de la cavité utérine sans abaissement, suivi de l'excision des deux ectropions avec le galvano-cautère ; après lavage de la cavité utérine à l'eau phéniquée, on place, séance tenante, un drain en anse. Pansement iodoformé.

Repos au lit, les dix premiers jours, pendant lesquels il y a un léger suintement sanguinolent qui plus tard devient séro-sanguinolent.

Pas de douleurs. Bon sommeil.

A partir du 8 décembre, écoulement séreux qui persiste jusqu'au 3 janvier 1887.

Du 3 janvier au 8 janvier, règles d'abondance moyenne et nullement douloureuses.

Le 10 janvier, on retire le drain qui commençait à éveiller quelques douleurs d'expulsion et qui était déjà sorti d'un demi centimètre environ.

A ce moment la cavité utérine mesure 8 centimètres, l'hystérométrie n'est pas douloureuse, le curettage d'exploration ne permet de retirer qu'un lambeau très mince de muqueuse. Les douleurs de reins et les pesanteurs dans le ventre ont complétement disparu. La malade sort du service le 15 janvier dans un état de santé très satisfaisant.

Elle est revenue à plusieurs reprises dans mon service en 1888 et en 1889 et elle nous a appris que ses hémorrhagies n'avaient pas reparu depuis le curettage ; chaque fois j'ai pratiqué le curettage d'exploration et j'ai trouvé la muqueuse utérine normale.

Observation LXXXVII.

Endométrite hémorrhagique avec subinvolution. — Curettage et drainage.

F... (Marie), 28 ans, entre à Saint-Lazare, dans mon service, le 17 juin 1889 avec le diagnostic de vulvo-vaginite.

Réglée à 14 ans, régulièrement dès le début, sans douleurs, perdant chaque mois pendant six à sept jours abondamment. Sujette aux pertes blanches intermenstruelles.

Mariée à 16 ans, elle a eu deux enfants à terme, le premier à 17 ans, le second à 18 ans 1/2. Repos insuffisant après les accouchements.

Depuis plusieurs années les règles sont devenues très abondantes et durent de dix à douze jours chaque mois, avec des avances à peu près régulières de six à sept jours à chaque époque.

Pertes muco-purulentes devenues plus fortes depuis quelques mois.

Douleurs habituelles dans la région lombo-sacrée ; sensations de pesanteur dans le ventre, sensations de brûlure dans le ventre et à la vulve.

Assez bon appétit, digestions faciles, constipation habituelle.

Envies fréquentes d'uriner.

L'examen permet de reconnaître une uréthrite légère, une vulvite peu accentuée, de la vaginite chronique surtout marquée dans les culs-de-sac. Du côté de l'utérus : subinvolution très marquée ; (utérus gros, mesurant 10 cent. à l'hystéromètre, en rétroversion légère, avec un double ectropion par suite de déchirure bilatérale du col), et une endométrite cervico-utérine ancienne démontrée par le curettage d'exploration. Aucune lésion appréciable des annexes.

Du 17 juin au 29 juin, on fait chaque jour une injection intra-vésicale d'acide picrique pour combattre l'uréthrite, des injections vaginales et des lotions vulvaires avec la liqueur de Van Swieten, des badigeonnages des culs-de-sac du vagin avec de la teinture d'iode et des pansements à la gaze iodoformée. Sous l'influence de ce traitement, l'uréthrite disparaît, la vulvite est pour ainsi dire guérie, la vaginite et les pertes purulentes sont réduites à très peu de chose ; plus d'envies fréquentes d'uriner dès le 25 juin.

Du 29 juin au 7 juillet, règles non douloureuses mais très abondantes, malgré le repos absolu au lit et l'administration de 60 gouttes d'extrait fluide d'hydrastis canadensis par jour.

Du 7 au 16 juillet, le traitement complexe ci-dessus est repris très régulièrement ; on y adjoint des scarifications du col et des pansements intra-utérins avec une solution concentrée de résorcine.

17 juillet. — Curettage de la cavité utérine qui ramène de nombreux fragments de muqueuse très hypertrophiée ; destruction des ectropions par ignipuncture profonde ; pansement iodoformé.

Suites normales. Le drain en anse est appliqué le 10e jour après la chute de l'escarre de l'ignipuncture. Les pansements iodoformés sont continués.

Du 27 au 30 juillet, très léger écoulement sanguinolent dû uniquement à la présence du drain, car la malade n'éprouve aucun phénomène de molimen menstruel. Écoulement séreux consécutif, d'abord abondant puis de plus en plus faible, mais qui augmente à partir du 16 au 24 août.

Le 24 août apparaissent les premières règles, après le curettage. Elles ne sont pas douloureuses ; peu abondantes le 24 et le 25, elles deviennent plus fortes le 26, le 27 et le 28 pour cesser presque complètement le 29. Le 3 septembre, je retire le drain, et je procède à un nouvel examen.

A l'examen bi-manuel, l'utérus s'est notablement réduit de volume en hauteur et en largeur. L'hystérométrie ne donne plus que 8 cent. 1/2. Au spéculum, on ne voit plus de trace des ectropions anciens ; il n'y a plus d'écoulement venant de la cavité utérine.

La malade se sent d'ailleurs très bien : les douleurs de reins et les pesanteurs dans le ventre ont complètement disparu ; la marche est devenue facile et ne réveille aucune douleur.

Elle sort du service le 15 septembre.

Revue les années suivantes. L'endométrite ne s'est pas reproduite ; il n'y a plus eu, depuis cette époque, d'hémorrhagies ni de pertes blanches et le curettage d'exploration a démontré que la muqueuse utérine était normale.

Observation LXXXVIII

Endométrite purulente avec subinvolution. — Curettage et drainage.

R.. (Eugénie), 24 ans, entre dans mon service de Saint-Lazare, le 4 juillet 1887, avec le diagnostic de catarrhe utérin purulent.

Réglée à 13 ans, très irrégulièrement pendant deux ans et avec de vives douleurs, puis régulièrement à partir de 15 ans. Règles peu abondantes, pendant 3 à 4 jours.

Mariée à 20 ans, a eu deux enfants à terme, le premier à 21 ans 1/2, le second à 23 ans. Le dernier accouchement a été laborieux et terminé par une application de forceps.

Il n'y a pas eu d'accidents graves à la suite de cet accouchement, le retour de couches s'est effectué à l'époque normale, mais la malade souffre, depuis lors, de pertes muco-purulentes abondantes dans l'intervalle des époques. Les règles restent à peu près normales comme quantité d'écoulement et se montrent régulièrement sans avances. Douleurs dans la région lombo-sacrée et dans le ventre. Tiraillements d'estomac. Marche pénible et fatigante.

L'examen local démontre l'existence d'une endométrite glandu-

laire avec hypertrophie considérable de la muqueuse ; subinvolution légère : 8 cent. ; double ectropion surtout prononcé sur la lèvre
antérieure. Pas de lésion des annexes.

Règles du 8 au 15 juillet.

Pendant 8 jours, on soumet la malade aux pansements glycéro-
boriqués, aux scarifications du col et aux injections de sulfate de
cuivre à 3 0/00.

16 juillet, curettage et ignipuncture profonde du col. On place un
drain, séance tenante. Pansement iodoformé.

17 juillet, pas de douleurs ; léger écoulement sanguinolent ; on
change le pansement.

19 juillet, l'écoulement sanguinolent ayant persisté, nouveau pansement.

21 juillet, en renouvelant le pansement, on voit que l'écoulement
très léger qui se fait jour le long du drain est devenu presque complètement séreux.

25 juillet, léger écoulement sanguin dû à lachute de l'escarre de
l'ignipuncture.

27 juillet, l'écoulement est redevenu séreux; la malade commence
à se lever. On touche la surface dénudée par la chute de l'escarre
avec une solution de résorcine.

A partir de ce moment, la malade va très bien et n'éprouve aucun
malaise ; elle reste levée toute la journée et circule dans la salle.

L'état est ainsi satisfaisant pendant tout le mois d'août.

Le 1er septembre, la malade dit éprouver quelques douleurs d'expulsion ; on constate que le drain commence à sortir de la cavité
utérine et on l'enlève. Tout écoulement a cessé.

Les régles surviennent le 3 septembre ; elles durent jusqu'au 8
septembre et ne sont ni douloureuses ni très abondantes.

10 septembre, la malade va très bien ; il n'y a plus du tout d'é-
coulement ; la cavité utérine mesure 7 cent. 1/2 ; le col s'est refor-
mé, il n'y a plus d'ectropions ; la curette d'exploration démontre
que la muqueuse a repris son état normal.

La malade sort du service en très bon état de santé le 15 septembre 1887.

**J. — Endométrite exfoliante ou dysménorrhée mem-
braneuse.** — Les gynécologistes sont à peu près d'accord
aujourd'hui pour rattacher la dysménorrhée membraneuse à
l'endométrite. On admet qu'ici la dysménorrhée n'est qu'un
phénomène contingent et qu'elle résulte uniquement du défaut

de proportion entre le calibre du canal cervico-utérin et l'épaisseur des produits expulsés ; elle ne doit donc pas servir à dénommer l'affection qui nous occupe. Quoi qu'il en soit, le drainage, en maintenant une ouverture permanente du canal cervical et de ses orifices, serait tout particulièrement utile dans le traitement du symptôme dysménorrhée.

Mais là n'est pas le fait capital, important, celui qui ne manque jamais, je veux parler de l'exfoliation de lambeaux plus ou moins volumineux de la muqueuse utérine. A quoi est due cette exfoliation? D'après la plupart des auteurs, il est nécessaire que la muqueuse soit profondément altérée pour que ce phénomène se produise et les altérations qu'on rencontre le plus souvent sont celles de l'endométrite interstitielle avec développement exagéré du tissu conjonctif interglandulaire. La muqueuse hypertrophiée ne permettant pas à l'hémorrhagie cataméniale de se faire jour directement dans la cavité utérine, le sang s'épancherait dans l'épaisseur de la muqueuse et formerait des foyers apoplectiques plus ou moins abondants entre ses couches superficielles et ses couches profondes, ou dans d'autres cas, entre la muqueuse et la couche musculaire sous-jacente. Les contractions utérines survenant alors détacheraient les lambeaux de muqueuse déjà décollés et les expulseraient de la cavité de l'organe, avec plus ou moins de difficulté, comme un corps étranger.

Dans cette théorie, l'endométrite est donc la lésion initiale, constante, d'où le nom d'endométrite exfoliante donnée à la dysménorrhée membraneuse. Par suite, le traitement doit avant tout avoir pour but de guérir l'endométrite et, d'après ce que nous avons dit précédemment, le drainage de la cavité utérine est bien l'un des meilleurs moyens que nous ayons à notre disposition pour obtenir ce résultat. Je n'y reviendrai pas ; tous ceux qui s'occupent de gynécologie savent combien la guérison de cette variété d'endométrite est difficile, même par un raclage plusieurs fois répété et suivi de lavages et d'injections de teinture d'iode. J'ai été assez heureux pour obtenir trois guérisons par le drainage employé en pareil cas. Dans l'incertitude où nous sommes de la pathogénie vraie de l'endométrite exfoliatrice, la relation de ces faits a plus d'importance qu'une longue discussion.

OBSERVATION CXXII.

Dysménorrhée membraneuse. — Drainage. — Guérison lente.

La première malade est une jeune femme de 22 ans, mariée depuis 18 mois, et expulsant à chaque époque, sa membrane utérine, prise chaque fois pour une caduque, attendu que l'expulsion de cette membrane se faisait en entier. Mais, ce qui embarrassait un peu le médecin de la malade, c'est que cette expulsion se faisait toujours à l'époque des règles avec la régularité la plus parfaite. Lorsque la malade me fut présentée, les règles venaient de finir et le canal cervical était assez largement ouvert. L'isthme, entr'ouvert aussi, se laissait franchir sans réaction. J'eus l'idée d'appliquer un drain dans la cavité utérine, de condamner la malade au repos, et nous attendîmes l'époque suivante.

Tout se passa comme à l'ordinaire : flux muqueux sanguinolent, puis apparition des époques sans douleur, cette fois, et avec de très petits lambeaux de membrane expulsés sans douleur. Les règles terminées, j'enlevai le drain pour explorer la cavité dont la muqueuse semblait ferme et adhérente, et huit jours après, j'en replaçai un autre en prenant les mêmes précautions de repos et en attendant la prochaine époque.

Cette dernière se passa comme la précédente ; quelques petits lambeaux de membrane furent expulsés, sans douleur, dans le rang des règles.

Le mois suivant, c'est-à-dire le troisième à partir de la première application de drain, les règles vinrent sans douleur et quelques lambeaux peu nombreux de membrane très mince firent encore leur apparition.

Au quatrième mois, alors que depuis deux mois, nous ne placions pas de drain dans la cavité utérine, la muqueuse utérine reparut en entier, très amincie, il est vrai, présentant un grand nombre de foyers apoplectiques et un tissu cellulaire lâche parsemé de loges de tissu adipeux.

Un drain fut replacé au cinquième mois et ainsi chaque mois, jusqu'au dixième sans que la membrane utérine se détachât de nouveau en entier ; jusqu'au seizième mois, alors que nous ne placions plus de drain, la muqueuse ne fut plus expulsée en entier, mais à partir de cette époque quelques douleurs reparurent et la membrane utérine fut rejetée de nouveau, considérablement modifiée dans son aspect et dans son épaisseur. C'est alors qu'un drain en érignes divergentes fut appliqué, produisant un écoulement sanguin qui dura plus de six semaines, entraînant avec lui quelques lambeaux de membranes ; ce drain resté en place pendant trois mois, c'est-à-dire jusqu'au dix-neuvième mois à partir du début du traitement, fut le dernier appliqué et, depuis cette époque, voilà plus de deux ans, il n'y a plus eu ni dysménorrhée ni expulsion de la membrane utérine. La guérison peut donc être considérée comme acquise.

OBSERVATION CXXIII.

Dysménorrhée membraneuse chez une multipare. — Drainage. —
Guérison rapide.

La seconde malade âgée actuellement de 20 ans, forte personne à constitution lymphatique très accentuée, vint me consulter il y a environ deux ans.

Réglée à 15 ans, peu abondamment et sans douleur pendant trois jours chaque mois, cette malade se maria à l'âge de 19 ans ; elle eut deux accouchements à terme, à 21 et à 22 ans ; accouchements faciles et naturels, repos suffisant au lit. Pas d'allaitement. C'est à partir du second accouchement que la santé commença à s'altérer ; le retour de couches se fit à l'époque habituelle mais s'accompagna de douleurs dysménorrhéiques très vives. Les règles suivantes furent régulières, mais précédées de coliques très pénibles ; la malade remarqua bientôt qu'à certaines règles, mais pas à toutes, il y avait expulsion, au milieu du sang menstruel, de « petites peaux blanches. » Dans l'intervalle des époques, il y avait des pertes blanches assez abondantes, surtout des douleurs de reins et des pesanteurs dans le bas ventre. Puis la malade fut prise de métrorrhagies qui durèrent pendant trois mois sans cesser complètement un seul jour : on crut avoir affaire à un polype inclus dans la cavité utérine.

C'est à cette époque que je fus appelé à donner mes soins. On me montra les lambeaux expulsés aux règles qui venaient de finir et j'y reconnus tous les caractères des membranes utérines ou caduques menstruelles ; l'examen histologique permit d'écarter absolument l'idée de caduque vraie. A ce moment, l'utérus très lourd, volumineux, mesurait 9 centimètres à l'hystéromètre ; l'examen le plus attentif ne permit pas de trouver le moindre polype dans la cavité utérine ; le raclage d'exploration, huit jours après la cessation de l'écoulement, ne ramena que des lambeaux de muqueuse insignifiants. Il existait des irrégularités et du boursouflement du canal cervical dont l'orifice externe était déchiré des deux côtés ; léger ectropion des deux lèvres du col.

Après avoir fait prendre pendant huit jours des bains de siège émollients, avoir pratiqué quelques pansements glycérinés, quelques dilatations du canal cervical et deux scarifications des surfaces en ectropion, je pus placer, dans la cavité utérine, un drain en érigne, deux semaines après les règles. Les précautions ordinaires de repos au lit, de traitement sédatif furent prises ; deux fois par semaine j'appliquais un tampon glycériné sur le col. Le drain fut très bien supporté, mais la malade fut étonnée de l'abondance des exsudations séreuses et séro-sanguinolentes déterminées par le drainage.

Comme il n'y avait ni douleur ni inflammation péri-utérine je n'avais aucune inquiétude, d'autant plus que je constatais une décongestion rapide du col et un dégorgement continu de l'utérus dont le volume et le poids diminuaient d'une façon appréciable au palper et au toucher.

Les premières règles se passent sans douleur et sans expulsion de membranes, elles durent quatre jours pendant lesquels le repos absolu au lit est recommandé.

On continue le même traitement pendant le mois suivant : injections chaudes, pansements glycérinés et scarifications du col.

A la deuxième époque, le drain est chassé de l'utérus, au prix de deux heures de douleurs expultrices, mais il n'y a pas d'expulsion de membranes et le reste des règles se passe sans douleur.

Huit jours après, l'hystérométrie donnait 7 cent. trois quarts, au lieu de 9 centimètres constatés deux mois auparavant ; l'utérus très allégé, était complètement décongestionné ; le canal cervical était devenu très régulier. Quelques pansements et quelques attouchements du canal cervico-utérin avec une solution de résorcine terminèrent la guérison.

Il y a maintenant dix-huit mois que la malade a expulsé le drain ; j'ai eu dernièrement de ses nouvelles et j'ai appris, que depuis cette époque, les règles ont été régulières, peu abondantes, non douloureuses et sans exfoliation utérine. Il y a donc tout lieu de croire la guérison définitive.

Observation CXXIV.

Dysménorrhée membraneuse survenue chez une primipare, deux ans après l'accouchement. — Drainage. — Guérison.

A l'âge de 22 ans, la malade qui fait l'objet de cette observation, accoucha à terme, sans incidents. Deux ans après, à la suite d'une poussée inflammatoire du côté de l'utérus, poussée inflammatoire que la malade rapporta à une longue course faite, en voiture, sur une route mal pavée, les règles devinrent douloureuses ; ce ne fut que sept ou huit mois plus tard qu'elle s'aperçut qu'il y avait, dans le sang des règles, des fragments de membranes dont elle fit vérifier l'existence par son médecin. Sur ces entrefaites, elle vint à perdre son enfant, et dès lors elle eut le plus ardent désir d'en avoir un autre. Lorsque nous la vîmes pour la première fois, huit ans après son premier accouchement, c'est-à-dire à l'âge de 30 ans, elle avait conservé la dysménorrhée, et les membranes, débris de la muqueuse utérine, étaient rejetées à chaque menstruation. La malade racontait qu'on avait fait des cautérisations de toutes sortes, entre autres, qu'on avait laissé un crayon de nitrate d'argent à demeure dans la cavité utérine, ce qui l'avait fait horriblement souffrir. Elle demandait l'emploi d'un moyen radical qui pût la débarrasser de cette affection qu'elle savait être une cause presque absolue de stérilité. Je lui proposai de faire le curettage tous les 2 mois jusqu'à disparition des membranes, mais la perspective de rester 12 ou 15 jours au lit, chaque fois, fit hésiter la malade ; je proposai alors le drainage de la cavité utérine par les voies naturelles à l'aide du drain en crin de Florence ; drain en érigne. Le drain fut placé, trois jours après les règles, le 10 janvier 1888. La malade fut condamnée au repos pendant huit jours ; il ne fut besoin ni de potion calmante, ni de glace sur l'hypogastre ; il n'y eut aucune réaction douloureuse. La cavité utérine mesurait, immédiatement avant l'application du drain, 8 cent. 1/2 et l'hystéromètre permettait de reconnaître une cavité utérine largement développée dans tous les sens. Au bout de huit jours, la malade commença à se lever, débarrassée du pansement iodoformé que nous avions pris soin de faire aussitôt après l'application du drain. Un écoulement séro-muqueux commença à se produire jusqu'aux règles qui furent douloureuses comme à l'ordinaire, et s'accompagnèrent d'expulsion de membranes entraînant avec elles l'expulsion du drain que nous replaçâmes, aussitôt l'écoulement sanguin terminé.

Aux secondes règles, qui survinrent le 9 mars, les douleurs furent très diminuées, il y eut expulsion de quelques lambeaux, mais le drain resta en place. Le mois se passa sans incident et aux troisièmes règles, survenues le 30 mars, la malade n'éprouva aucune douleur et n'expulsa aucune membrane. Le drain fut retiré et, au mois d'octobre 1888, la malade n'avait plus eu de crises de dysménorrhée et n'avait plus rendu de membranes à l'époque menstruelle.

Nous l'avons revue à la fin de 1889, dans le même bon état de santé, espérant toujours voir survenir une grossesse, mais en tout cas très heureuse d'être débarrassée de la dysménorrhée membraneuse.

Dans le premier cas de dysménorrhée membraneuse que j'ai traitée par le drainage (obs. CXXII), le résultat s'est fait attendre dix-neuf mois, tandis que dans les deux autres cas (obs. CXXIII et CXXIV) la guérison est survenue au bout de deux mois et au bout de trois mois. C'est que chez les deux dernières malades j'ai fait usage d'emblée du drain en érigne que je n'ai employé, dans le premier cas, qu'à partir du seizième mois.

Le drain en anse ne produit pas, dans la circonstance, une stimulation suffisante ; sous l'influence de son contact, la muqueuse ne s'irrite pas au point de produire une inflammation adhésive aux tissus sous-jacents. Il y aurait donc lieu, d'après les observations précédentes, de considérer le drain en érigne comme le seul indiqué dans le traitement de la dysménorrhée membraneuse.

Résumé et Conclusions.

A. Technique. — 1. — Le drainage de la cavité utérine par les voies naturelles a été pratiqué il y a une trentaine d'années par Greenhalgh et Cogklan, qui poursuivaient un autre desideratum ; plus récemment (1883) Schwarz (de Halle) a fait quelques tentatives, avec un drain en fils de verre qui avait de nombreux inconvénients, tant pour l'opérateur que pour l'opérée.

2. — Le drainage de la cavité est rendu facile et pratique à l'aide du crin de Florence.

3. — Ce produit peut être rendu complètement aseptique par l'immersion prolongée dans l'acide picrique ou solution aqueuse à 10 p. 1000 après lavage à l'éther.

4. — Il se prête facilement à la constitution de drains en anse et de drains en érigne ; les uns et les autres peuvent être construits avec ou sans plateau à la base, mais l'adjonction du plateau est préférable.

5. — Grâce à un dernier modèle de porte-drain (page 18) il est facile de mettre le drain en place sans abaissement et sans dilatation préalables.

B. Action physiologique. — 6. — L'action physiologique du drainage de l'utérus n'est que l'exagération des phénomènes qu'on observe lorsqu'on introduit une sonde dans la cavité utérine et lorsqu'on agace la muqueuse en agitant un peu la sonde dans tous les sens.

7. — Sous cette influence, le col se décolore et diminue de volume ; la cavité utérine, elle-même, se réduit dans ses différents diamètres ; la température intra-utérine diminue d'une façon appréciable au thermomètre ; la sensibilité de l'organe est éveillée sous forme de coliques utérines peu intenses ; il y a augmentation presque immédiate des sécrétions des muqueuses du col et du corps de l'utérus.

8. — Ces phénomènes résultent de la stimulation de la muqueuse utérine (action topique) qui par ses nerfs de la vie organique ou par ses nerfs sensitifs, transmet à la moëlle une action qui est réfléchie, par les nerfs vaso-moteurs, sur les muscles des parois des vaisseaux, et probablement aussi sur le tissu musculaire du parenchyme, par les nerfs si bien décrits par Frankenhaüser (action réflexe).

9. — Lorsqu'un drain est laissé en permanence, des phénomènes analogues se produisent, phénomènes topiques et phénomènes réflexes.

10. — L'action topique qui est double : action de drainage d'une part et action de contact d'autre part, est d'autant plus intense que le drain est plus irritant ; elle peut aller jusqu'à déterminer une hémorrhagie avec le drain en érigne (application au traitement des aménorrhées) ; elle est beaucoup plus faible avec le drain en anse.

11. — L'action réflexe se traduit par la décoloration du col, sa diminution de volume, le resserrement de la cavité utérine, l'apparition passagère de coliques et l'abaissement de la température locale.

12. — Vers le deuxième ou le troisième jour, il survient un écoulement séro-sanguinolent qui devient bientôt séro-muqueux, diminue peu à peu et finit par se tarir complètement au bout de 3 à 6 semaines.

13. — A cette époque, le drain est expulsé de la cavité utérine.

C. Action thérapeutique. — *Indications et contre-indications.* — **14.** — Favoriser l'écoulement des liquides plus ou moins retenus dans la cavité utérine est une indication que l'on retrouve dans toutes les variétés d'endométrite (catarrhale, purulente, exsudative, exfoliatrice).

15. — Dans ces cas on utilise en même temps l'action topique du drain qui agit comme modificateur par son contact permanent avec la muqueuse.

16. — L'action irritative par contact et l'action décongestionnante par réflexion trouvent leur utilisation dans la congestion passive, l'aménorrhée et la dysménorrhée, aussi bien que dans la subinvolution avec ou sans rétroflexion.

17. — Le drainage peut également rendre des services dans les cas de sténose et d'atrésie du méat et du canal cervical, avant ou après une opération.

18. — Le drainage est contre-indiqué dans les inflammations péri-utérines aiguës, dans les cas de sensibilité exagérée de l'utérus et lorsque les malades ne peuvent pas prendre quelques jours de repos.

19. — Un traitement déplétif et sédatif représente la meilleure préparation à l'emploi du drainage.

20. — Pendant les deux ou trois premiers jours qui suivent l'introduction du drain, les malades doivent garder le repos au lit. Plus tard les malades devront éviter soigneusement refroidissement, fatigue et toute cause d'infection.

D. Applications thérapeutiques. — **21.** — Le drainage est un des moyens les plus puissants qu'on puisse opposer à l'*aménorrhée*; l'aménorrhée par absence de maturation utéro-ovarienne, l'aménorrhée par chloro-anémie, l'aménorrhée par irritation périphérique ou aménorrhée idiopathique sont les variétés dans lesquelles il est particulièrement utile.

22. — Les huit cas d'aménorrhée que j'ai eus à traiter par le drainage, se répartissent de la façon suivante :

a. Deux cas d'aménorrhée en rapport avec une subinvolution utérine et datant de 5 mois (Obs. I) et de 18 mois (Obs. II); retour rapide des règles par le drainage qui en même temps a modifié, de la façon la plus heureuse, l'état pathologique de l'utérus.

b. Quatre cas d'aménorrhée congestive, le premier chez une chlorotique (Obs. III), le second chez une malade affaiblie par des accouchements répétés (Obs. IV), le troisième par choc physique (Obs. V), et le quatrième par choc moral

(Obs. VI) ; dans les quatre cas, le succès a été rapide et complet.

c. Deux cas d'aménorrhée par absence de maturation utéro-ovarienne (Obs. VII et Obs. VIII) ; pour ceux-ci les effets du drainage ont été incomplets, mais on a cependant constaté une légère augmentation de volume de l'utérus, et peut-être aurait-on pu obtenir un résultat plus encourageant en continuant le drainage plus longtemps et en lui associant la galvanisation de la matrice et des ovaires ; on sait, du reste, combien les arrêts de développement des organes génitaux sont] mal remédiables, surtout lorsqu'ils sont aussi prononcés que ceux que nous avons décrits chez nos deux dernières malades.

23. — Le drainage est indiqué dans la plupart des variétés de *dysménorrhée*, soit qu'on se propose de parfaire le développement de l'utérus et des ovaires (dysménorrhée ovarienne), d'augmenter la tonicité des fibres musculaires du mésoarium et du mésométrium (dysménorrhée par asthénie de Courty) ou de maintenir une dilatation permanente de l'isthme et du canal cervical (dysménorrhée mécanique). Dans ces conditions, c'est au drain en anse qu'il faut donner la préférence ; encore faut-il que l'utérus soit déjà habitué à son contact quand surviendront les règles pour que le drainage ne présente aucun inconvénient. Le repos au lit est nécessaire pendant les premières époques qui suivent l'introduction du drain.

24. — L'action du drainage est remarquable dans le cas de *congestion de l'appareil utéro-ovarien*. Son grand avantage, en effet, est d'amener une décongestion réflexe continue et progressive jusqu'à ce que le muscle utérin ayant reconquis toute sa vitalité et toute sa contractilité, chasse le drain, comme un corps étranger devenu complètement inutile.

25. — Il résulte de ce fait que le drainage rend les meilleurs services dans la *congestion utérine chronique* et dans la *métrite parenchymateuse chronique à la période d'infiltration*.

26. — La *sub-involution utérine* après l'accouchement et la fausse couche est heureusement modifiée par le drainage. Il est permis de penser que celui-ci amène, dans le tissu utérin, des transformations histologiques analogues à celles qui se produisent pendant l'involution naturelle, tous les effets du drainage, depuis la diminution de volume, de poids, de consistance et de vascularisation jusqu'aux écoulements, rappelant, d'une façon assez exacte, le tableau de la régression physiologique.

27. — Dans les 13 cas, où j'ai eu recours au drainage pour remédier à des sub-involutions utérines, les résultats ont été constamment favorables.

28. — La diminution de longueur de l'utérus est d'autant plus grande que cet organe est plus hypertrophié avant le drainage ; on a pu le ramener parfois à 7 centimètres et demi, ce qui peut être considéré comme à peu près normal chez les multipares.

29. — En même temps que la sub-involution, le drainage combat aussi *l'abaissement de l'utérus* chez les multipares (1).

30. — La coïncidence d'un arrêt d'involution avec la *rétroflexion* est une raison de plus pour recourir au mode de traitement que nous étudions dans ce travail.

31. — La principale difficulté qu'on éprouve à guérir d'une façon sérieuse et durable l'*endométrite catarrhale ou purulente*, malgré le traitement général et les applications topiques de toute sorte, réside dans la rétention des produits de sécrétion dans la cavité utérine. Le drainage permet seul de remplir cette indication capitale ; il est d'autant plus utile qu'il combat en même temps la congestion chronique, la métrite parenchymateuse ou la régression incomplète qui s'associent presque constamment aux altérations de la muqueuse. Dans deux cas, le premier examen avec la curette d'exploration avait permis de constater la présence de fongosités utérines qui n'ont plus été retrouvées après le drainage.

32. — Dans le *catarrhe cervical* lié à une congestion intense de l'appareil utéro-ovarien, le drainage, à lui seul, peut amener

---

(1) L'abaissement de l'utérus, venant toucher le plancher vaginal par le col en exagérant son antéversion normale, est souvent le produit d'un acte réflexe dont le point de départ est une lésion du canal cervical.

la guérison, mais lorsque la congestion ne joue qu'un rôle accessoire et qu'il existe une hypertrophie glandulaire d'ancienne date, il est nécessaire d'associer au drainage l'application de topiques modificateurs ou d'intervenir chirurgicalement.

33. — Le drainage ne peut pas faire disparaître les *ectropions*, mais il en arrête l'extension et il constitue un procédé rationnel de traitement préparatoire à leur excision ou à leur destruction par l'ignipuncture profonde.

34. — Le drainage permet d'obtenir une guérison durable lorsqu'il est employé après le débridement du col dans les *sténoses ou dans les atrésies du canal cervical ou de son orifice externe.*

35. — Le drainage, employé *après le curettage*, dans les *endométrites invétérées*, a assuré la guérison, après une seule intervention dans tous les cas où j'ai associé curettage et drainage.

36. — Le drainage m'a donné trois guérisons définitives de *dysménorrhée membraneuse* ou endométrite exfoliante.

TABLE DES MATIÈRES

CHAPITRE III.

Action thérapeutique du drainage utérin.

CHAPITRE IV.

Applications thérapeutiques du drainage de la cavité utérine.

RÉSUMÉ ET CONCLUSIONS

Clermont (Oise). — Imp. DAIX frères, 3, place Saint-André.